戒　烟

指导手册

组　编

上海市医学会呼吸病学专科分会烟草病学组
上海市健康促进中心

主　编

时国朝　王雄彪　丁　园

U0279124

上海科学技术出版社

内容提要

吸烟有害健康,对呼吸系统、循环系统、消化系统、内分泌系统等全身器官系统功能都能造成损害。相关研究表明,戒烟对吸烟者是有益的,戒烟后身体各器官、组织功能可有效地恢复,后期疾病发生率显著降低,吸烟者戒烟后患慢性阻塞性肺疾病、心血管疾病、肺癌等的概率下降。本书由上海市医学会呼吸病学专科分会烟草病学组和上海市健康促进中心共同编写。内容包括烟草的前世今生、烟草烟雾、烟草的成瘾性和危害、戒烟及控烟5章,详细介绍了烟草的历史、流行情况,对身体健康的影响及机制,戒烟和控烟的方法及应用,并附有门诊戒烟案例。本书的出版,旨在为戒烟服务提供规范化的解决方案,助力健康中国、健康上海建设。

本书可为医务人员以及政府机关、企事业单位医疗卫生机构、社区工作的人员开展戒烟服务提供参考。

图书在版编目(CIP)数据

戒烟指导手册 / 时国朝,王雄彪,丁园主编. -- 上海 : 上海科学技术出版社,2021.8(2023.10重印)
ISBN 978-7-5478-5408-2

Ⅰ.①戒… Ⅱ.①时… ②王… ③丁… Ⅲ.①戒烟—手册 Ⅳ.①R163-62

中国版本图书馆CIP数据核字(2021)第127206号

----

1. 上海市加强公共卫生体系建设三年行动计划(2020—2022年)——群防群控中的健康促进能力建设;项目编号:GWV-8

2. 健康上海行动专项项目:控烟示范管理建设及戒烟网络能力提升;项目编号:JKSHZX-2022-15

3. 上海市健康科普专项计划立项项目;项目编号:JKKPZX-2023-A23

戒烟指导手册
主编 时国朝 王雄彪 丁 园

上海世纪出版(集团)有限公司
上海科学技术出版社 出版、发行
(上海市闵行区号景路159弄A座9F-10F)
邮政编码 201101   www.sstp.cn
常熟高专印刷有限公司印刷

开本 787×1092 1/16 印张 11.5
字数:200千字
2021年8月第1版 2023年10月第3次印刷
ISBN 978-7-5478-5408-2/R·2334
定价:50.00元

编委会名单

主　编

时国朝（上海交通大学医学院附属瑞金医院）
王雄彪（上海中医药大学附属普陀医院）
丁　园（上海市健康促进中心）

副主编

戴然然（上海交通大学医学院附属瑞金医院）
王晓丹（复旦大学附属中山医院）
史兆雯（上海中医药大学附属普陀医院）
陈　德（上海市健康促进中心）

编　委
（按姓氏笔画排序）

卫　平（上海市肺科医院）
习佳成（上海市健康促进中心）
王　剑（上海市健康促进中心）
王桂芳（复旦大学附属华山医院）
王晓斐（上海交通大学医学院附属瑞金医院）
王海红（上海市精神卫生中心）
王海丽（上海市中医文献馆）
王　瑾（上海市静安区市北医院）

乐坤蕾（上海市健康促进中心）

刘宏炜（上海市奉贤区中心医院）

刘瑞麟（同济大学附属同济医院）

孙源樵（上海市健康促进中心）

杜　江（上海市精神卫生中心）

杨建军（上海市健康促进中心）

李维浩（上海市静安区中心医院）

何　炜（复旦大学附属上海市第五人民医院）

汪　蜀（同济大学附属东方医院）

张　伟（上海市胸科医院）

茅　靖（上海市松江区方塔中医医院）

周剑平（上海交通大学医学院附属瑞金医院）

承语芝（上海市健康促进中心）

胡　斌（复旦大学附属徐汇医院）

段玉香（上海交通大学医学院附属同仁医院）

袁静宜（上海市健康促进中心）

贾晓娴（上海市健康促进中心）

夏敬文（复旦大学附属华山医院）

殷竹琰（上海市健康促进中心）

龚正阳（上海市健康促进中心）

谢臣晨（上海市健康促进中心）

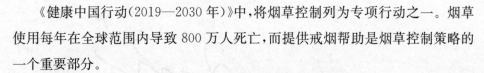

序　一

　　《健康中国行动(2019—2030年)》中,将烟草控制列为专项行动之一。烟草使用每年在全球范围内导致800万人死亡,而提供戒烟帮助是烟草控制策略的一个重要部分。

　　今年世界无烟日的主题是"承诺戒烟",烟民需获得专业的医学戒烟治疗,才有较大的戒烟成功率,而医务工作者是规劝吸烟者戒烟的最佳人选,应该具备戒烟帮助的意识和技能。随着吸烟者健康意识的提升,戒烟意愿愈加强烈,对专业戒烟医生的需求越来越大。因此,开展戒烟服务规范化培训,提升专业人员戒烟服务能力建设,为广大烟草依赖者提供更科学、规范、高效的专业戒烟指导和干预,尤为重要。上海多措并举致力于戒烟服务网络建设;同时,形成了戒烟领域的核心专家师资团队和课程体系,为戒烟服务推广打下了坚实基础。

　　世界卫生组织为2021年5月31日世界无烟日发起了为期一年的"承诺戒烟"全球运动。2019年新型冠状病毒肺炎大流行使数百万吸烟者表示愿意戒烟。这场运动的目标是支持至少1亿人成功戒烟。希望此培训手册能够帮助更多的医务工作者掌握戒烟服务技能,帮助更多的烟民戒烟。

　　让我们携手为降低烟草流行和保护公众健康而努力!祝愿上海戒烟服务规

范化培训覆盖越来越广，使越来越多的专业人员和烟民受益！

（印曦）

世界卫生组织驻华代表处慢病

控制组执行负责人/无烟草行动国际技术官员

2021 年 6 月

序 二

　　党中央、国务院在《"健康中国 2030"规划纲要》中明确提出"全面推进控烟履约，加大控烟力度"的决策，要求到 2030 年，15 岁以上人群吸烟率低于 20%，全面无烟法规保护的人口比例不低于 80%。上海积极响应国家部署，以立法为保障，依托多部门合作、全社会发动，积极推动控烟工作稳步向前。2010 年即出台了《烟草控制框架条约》在我国生效实施后大陆地区首部由省级人大颁布的控烟地方法规《上海市公共场所控制吸烟条例》，并成功实现世博会 159 年历史上首届"无烟世博"。通过进一步加强舆论引导和社会倡导，最终推动《条例》修正案于 2017 年 3 月 1 日起生效施行，实现室内全面禁烟，对于保护公众免受烟草烟雾危害健康发挥了重要作用。当年，上海市人民政府被世界卫生组织授予"世界无烟日奖"。

　　最新调查显示，上海市成人吸烟率为 19.7%，已连续 6 年稳步下降，提前实现《"健康中国 2030"规划纲要》的目标要求，但与全国首个省级行动方案《健康上海行动（2019－2030 年）》中"至 2030 年，成人吸烟率下降到 18% 以下"的目标相比仍有距离，上海的控烟工作虽取得了一定成效，但仍任重道远。

　　控烟工作是一场持久战，需要社会共治和综合施策，上海正积极推进戒烟服务网络建设,通过完善全市戒烟门诊、戒烟热线、社区支持、互联网戒烟技术等戒烟服务资源,建立一体化戒烟服务网络平台,提供便捷、科学、有效的综合戒烟服务,满足不同戒烟人群的需求。医务人员是开展控烟科普宣传和戒烟干预的专业主力军,开展医务人员戒烟服务能力建设十分重要且必要。相信此书的出版,将更有助于医务人员提高戒烟服务意识和技能水平,为形成首诊询问吸烟史和开展简短戒烟干预诊疗规范、推进健康上海建设助力!

上海市健康促进委员会办公室副主任
上海市卫生健康委员会健康促进处处长
2021 年 6 月

序 三

　　吸烟是当今世界最大的公共卫生问题之一,吸烟严重危害人类健康,可导致包括慢性呼吸系统疾病、恶性肿瘤、心血管疾病及糖尿病等多种疾病,造成过早死亡。我国是世界上最大的烟草生产国和消费国,也是最大的烟草受害国。据最近发布的《中国吸烟危害健康报告2020》显示,我国吸烟人数超过3亿,15岁及以上人群吸烟率为26.6%,7.4亿人遭受二手烟的危害。烟草每年使我国100多万人失去生命,如不采取有效行动,预计到2030年将增至每年200万人,到2050年增至每年300万人。近年来使用电子烟的人群也越来越多,有充分证据表明电子烟是不安全的,也会对健康产生危害。

　　世界卫生组织戒烟与呼吸疾病预防合作中心主任、国家呼吸医学中心主任、中国工程院院士王辰表示,"吸烟为致病之首恶,控烟为防病之首善"。戒烟是目前最有效的预防疾病措施之一,"承诺戒烟"正是2021年世界无烟日的主题。党中央和国务院高度重视我国的全民控烟工作,《"健康中国2030"规划纲要》提出了具体的控烟目标,即2030年15岁以上人群吸烟率降低至20%,我国全面无烟法规保护的人口比例达到80%及以上。

　　上海市医学会呼吸病学专科分会烟草病学组最近几年在控烟方面开展了卓

有成效的工作,特别是与上海市健康促进中心联合开展了数期"上海市戒烟服务规范化培训班"和"长三角戒烟服务规范化培训班",显著提高了上海乃至长三角地区各级临床医师和公共卫生人员的控烟意识和戒烟干预能力,反响良好。上海市医学会呼吸病学专科分会烟草病学组为了让更多的临床医师和公共卫生人员能系统地学习规范化戒烟技能,推进戒烟门诊工作的健康发展,组织上海地区各领域控烟专家合力撰写了这本《戒烟指导手册》。相信本书的出版,将进一步推动上海甚至全国的控烟事业,为我国全民的健康做出贡献。

瞿介明

中华医学会呼吸病学分会主任委员

2021 年 6 月

序 四

烟草依赖是一种慢性疾病。吸烟可以导致呼吸、消化、心脑血管、泌尿生殖系统及恶性肿瘤等多种疾病,已成为家喻户晓的常识。据世界卫生组织的评估报告指出,全球每年因吸烟导致的死亡人数高达 800 万,占总死亡人数的 1/10。我国吸烟人数超过 3 亿,每年有 100 多万人因烟草失去生命,给个人、家庭、社会造成严重损失和沉重负担。烟草是我们医生职业生涯中面对的最大的可预防的致病因素。控烟是我们医务工作者义不容辞的责任!

近年来,上海市医学会呼吸病学专科分会烟草病学组与上海市健康促进中心围绕控烟开展了一系列卓有成效的工作,其中包括针对上海及长三角地区医疗及公共卫生工作人员所举办的数期"戒烟服务规范化培训班",这对于提升长三角地区乃至全国广大医务工作者的控烟意识和戒烟干预能力起到了积极的推动作用! 为了更好地总结前期工作经验,将这项利在千秋的工作在全国更多地区进行推广,上海市医学会呼吸病学专科分会烟草病学组和上海市健康促进中心组织编写团队,将 3 年来近 30 位专家的戒烟服务培训讲义进行整理、补充,形成了一部较为系统的、针对规范化戒烟服务的培训教程,为医务工作者开展戒烟服务提供参考。

本书的出版是积极响应世界卫生组织为 2021 年第 34 个世界无烟日发起的为期一年的"承诺戒烟"全球行动，行动目标是支持至少全球 1 亿人成功戒烟。相信本书的出版也会对长三角地区乃至全国的控烟工作起到积极的推动作用。

李　强

上海市医学会呼吸病学专科分会主任委员

2021 年 6 月

前　言

　　吸烟有害健康,烟草烟雾中含有7000多种化学成分,其中至少70种为致癌物。据《中国吸烟危害健康报告2020》指出,中国是全球最大的卷烟生产国和消费国,吸烟人数超过3亿,每年因吸烟死亡的人数超过100万。在这样严峻的形势下,我们迫切需要组织起一支素质过硬的戒烟医生队伍,帮助群众了解吸烟危害,同时提供科学的戒烟服务。

　　过去3年中,上海市医学会呼吸病学专科分会烟草病学组与上海市健康促进中心联合开展了数期"上海市戒烟服务规范化培训班"和"长三角戒烟服务规范化培训班",以上海为原点,辐射长三角地区,乃至全国。培训前后问卷调查数据表明,参加培训的临床医师和公共卫生人员的控烟意识、戒烟干预能力有显著提升。为了便于更多有志于从事控烟领域工作的专业人士掌握吸烟危害相关知识和戒烟方法,我们在规范化培训班教材的基础上编写了这本手册。

　　本书从烟草的起源和危害说起,揭示传统烟草制品和电子烟对健康的深层次影响,结合国际国内政策法规,向读者介绍控烟形势,并详细介绍戒烟药物、戒烟门诊建设、戒烟用品等戒烟医生迫切需要了解的知识,配以实践案例,强化可操作性。希望本书能够满足戒烟医生日常工作需要,成为大家与烟草相关疾病斗争时的有力武器,助力健康中国建设。

上海市医学会呼吸病学专科分会烟草病学组组织来自各领域的专家编写这本手册,写作过程中借鉴大量国内外文献夯实基础,多次召开线上线下编委会,反复打磨,上海科学技术出版社也在该书的策划、组织、编写过程中给予十分具体的指导,在此向他们致以最诚挚的谢意!

本书编写过程中,尽管我们努力追踪学科最新发展,并尽可能阐述清楚,但由于该领域发展迅速,且编者水平有限,为了进一步提高本书质量,以供再版时修改,诚恳地希望各位读者、专家提出宝贵意见。

时国朝

中华医学会呼吸病学分会烟草病学组组长

上海交通大学医学院附属瑞金医院呼吸科主任

2021 年 5 月

目 录

第一章

烟草的前世今生

第一节

烟草的起源

一、烟草基原

烟草（*Nicotiana tabacum* L.）本是指茄科烟草属植物，一年生或有限多年生草本，属于被子植物门（Angiospermae），双子叶植物纲（Dicotyledoneae），合瓣花亚纲（Sympetalae），管状花目（Tubiflorae），茄科（Solanaceae），烟草属（*Nicotiana*），是能够在全世界种植的草本作物，少数为灌木和乔木状。茎直立，叶肥大，多变异，通常有卵形或披针形。花淡红色或淡黄色，顶生。茎、叶内均含有烟碱和苹果酸、柠檬酸。叶加工后是做卷烟的主要原料，茎加工后能用作杀虫剂。烟草由于其良好的环境适应性，从南纬45°到北纬60°均有种植，主要烟草种植区分布于南纬30°到北纬45°之间，亚洲为烟草的主产地，北美洲、南美洲、非洲和东欧地区烟草种植面积也非常广阔。烟草是一种喜温作物，地上部在8～38℃范围内均能生长，生长发育的适温是25～28℃。烟草一般是生长前期需水，中期最多，后期又少。烟草可以在多种类型土壤上生长，以红土为优，其次是红黄土、沙土和两合土，而潮垆太（黑土）最差。

二、烟草的起源与传播

1. 美洲烟草的起源

对于烟草起源，世界研究者有着各自的看法。比较公认烟草起源于南美洲。在美国西南地区原住民部落的很多考古遗址发现了大量的烟锅；美洲原住民的民族志研究中提及史前时期他们的先民曾吸过烟。很难追溯是谁点燃了第一片烟草叶，但烟草最早在美洲原住民中的使用一定和宗教祭祀息息相关。公元前3000至公元1400年，美洲原住民认为燃烧叶子产生的浓烟能沟通神明，也许就是一次无意的选择，燃烧的烟草叶使吸入烟雾的人群产生了兴奋、迷幻甚至麻醉失去知觉的感觉。当时的原住民并不知道这是一种尼古丁成分依赖、中毒的表现，祭司认为是一种"通神"，凭借着能"与神沟通的功能"和强烈的成瘾性，烟草烟斗作为一种法器并为祭司所持有，而吸食燃烧产生的烟雾也成为祭祀中的一个重要环节。

时间来到"大航海"时代，哥伦布来到了美洲，这时烟草和烟斗已经是美洲原住民吞云吐雾的标配。历史资料记载，1492年11月1日，西班牙人在古巴最早见到了原住民用这种干燥的植物叶子吸烟。在1492年11月6日哥伦布的记载中提到许多原住民手里拿着点着火的杆状物的东西，呈"Y"形的管子。两个杈子用于鼻孔吸入，一端点着火燃烧烟草，美洲原住民称这些树枝样的东西为"tabacos"，哥伦布也就将其作为了烟草的大名。第一批欧洲冒险家见识了美洲原住民吸入烟雾后表现出的迷醉，一些水手也忍不住尝试。最后，哥伦布带回西班牙及欧洲的"纪念品"，一是美洲原住民赠予他的烟籽，二是随船水手身上染上"烟瘾"，从此文明世界打开了烟草的"潘多拉魔盒"。

2. 烟草来到欧洲

哥伦布的船队回到西班牙后，探险队中一名船员表现出嗜烟成瘾性，周围人对他的表现十分惊讶，认为是魔鬼附身，宗教法庭甚至将其投入监狱，却仍然阻止不了吸烟这一习惯依旧如同瘟疫一般扩散开来，现代医学已明确这是一种尼古丁依赖表现。那"尼古丁"一词从何而来呢？当时法国驻西班牙大使尼古特十分喜爱烟草的叶子和花，在1561年，尼古特将烟草传入法国。最后，人们将烟草中的烟碱命名为"尼古丁"。现在烟草的拉丁文学名为 *Nicotiana tabacum*，其中第一个词 Nicotiana 意为"烟草属"，就是由尼古特这个名字而来的。同年烟草传入德国、瑞士、荷兰等国，随后传入意大利，1565年传入英国，随之在整个欧洲流传开来。

3. 烟草进入中国

学者普遍认为烟草是在明代万历年间(1573～1620 年)从吕宋(今菲律宾)引进台湾和福建的。钱大昕之诗《咏道中所见草木》中就提及"小草淡巴菰,得名盖未久,移栽始闽峤,近乃处处有",诗人眼看着吸烟日益盛行,大批的粮田被烟草侵占,很是忧虑。另据明代张介宾所著的《景岳全书》记载:"此物自古未闻,近自万历时始出于闽广之间,自后吴楚间皆有种植矣。"由于烟草种植的经济收益远高于粮食或其他经济作物,促进了其在明清以来的广泛种植。

(史兆雯)

第二节

烟　草　制　品

从公元前 3000 至公元 1400 年有人类吸烟的记载开始到现在,烟草已从原始的直接燃烧形成烟雾吸食逐渐演变为一种烟草文化,烟草的品质、烟草的种类及吸食的工具都有了很大发展。烟草作为吸烟者交际和休闲工具,影响着人们的生活。

在 19 世纪之前,世界烟草市场格局都是以烟斗为主,雪茄次之,鼻烟、嚼烟和水烟等为小众。后来土耳其人发明了卷烟,一种将无法制成雪茄的小烟叶或者无法制成烟丝的劣质烟叶裁成碎屑后用报纸卷起来吸食的方式。后续制造者往卷烟中大量添加香精、助燃剂以吸引更多吸食者。卷烟以价廉及方便的特点在第一次世界大战后开始大量使用。

一、烟草分类

我国所栽培的烟草除了北方有少量黄花烟草之外,大部分是普通烟草。在绝大多数地方,人们所食用的都是烟草的叶片,所以作为商品,也把烟草称为烟叶。

我国根据从古至今所栽培的各种烟草的品种特性、栽培条件、调制方法、主要用途,主要分为以下 6 类。

1. 晾晒烟

该品种生产的区域较广,种植历史最悠久,几乎遍及全球,也是最早传入我国的烟草品种。初期发现的烟草统叫晒烟,俗称土烟。加工成烟制品的方法也较简单,一般是把田间生长已成熟的烟叶采摘扎把,挂在屋檐下晾晒干燥后即成烟叶,用手工制成相当于现在的雪茄烟和烟丝,用简单的烟具抽吸。晾晒烟有两种生产消费方式:一种是农民自种自吸,或有少量出售;另一种是对晾晒烟进行规模生产,用于制造烟制品,如制造雪茄烟、烟丝、鼻烟、嚼烟等。也可少量搭配晾晒烟用于生产卷烟,但它辛辣味重,刺激性大,消费面较窄。经过研究试种,许多品质上乘的烟叶品种已培植成功,同时改进了原来的晒烟质量,形成了各具特色的地方晾晒烟。

2. 烤 烟

原产于美国弗吉尼亚州,国际上称弗吉尼亚型烤烟,也称美烟。由于这种烟叶是在烤房内装上火管加温烘烤的,所以确切的名称为烤烟。烟叶经烘烤后,叶片色泽金黄,光泽鲜明,味香醇和,是世界各国生产卷烟的主要原料。其产量约占全球烟草总量的 40% 以上。烤烟型卷烟的主要原料为烤烟,其他类型的烟制品在生产中也需使用烤烟。烤烟的主要生产国家有:中国、美国、加拿大、印度、津巴布韦等。我国烤烟产量约占烟叶总产量的 80% 以上,烤烟生产主要集中在云南、河南、贵州、山东等地。

3. 白肋烟

白肋烟原产于美国。由于叶片的茎、脉呈乳白色而得名。它是一种深褐色晾烟,加工时通常需建盖能控制温湿度的晾栅,把生长成熟的烟叶挂在晾栅内调制晾干。这种烟叶香气浓郁,尼古丁含量较高,是生产混合型卷烟的主要原料。种植白肋烟的国家有美国、巴西、日本等。我国于 1956～1966 年先后在山东、河南、安徽等地试种。20 世纪 80 年代以来,又先后在湖北、重庆等地种植白肋烟,烟叶品质有所提高,已用于生产混合型卷烟。

4. 香料烟

香料烟主要产于土耳其、保加利亚、希腊、泰国等国。它是一种特殊品种,叶片很小,烟叶含有较高的芳香物质。香料烟是生产混合型卷烟的配方烟叶,也可加大用量生产单纯香料型卷烟。保加利亚等东欧国家生产此种类型的卷烟。香料烟叶的产量较低,一般亩产 40～50 kg,因而售价较高,通常是少量使用以用于生产混合型卷烟。这种烟叶在全球的生产量不大。

5. 雪茄烟

制作雪茄的原料烟叶要求很严,分为包叶烟、束叶烟和芯叶烟三种。其中要求最严的是包叶烟,要求叶片薄而轻,叶脉细,组织细密,弹力与张力强,颜色均匀而有光泽。这种包叶烟一般都要专门种植,最好是遮阴栽培,采摘后在房中晾干,属于晾烟的一种。我国包叶烟的产地以四川为主,而以浙江桐乡所产质量最好。我国生产的很多晒红烟都可以作雪茄束叶与芯叶的原料。

6. 黄花烟

黄花烟原产于美洲。烟草的种类较多,但被人们栽培食用的只有两个品种:一是普通烟草,又叫红花烟,上文所列 5 种制品的烟叶都为红花烟;一是黄花烟,它的植株比红花烟矮小,生长期短,耐寒力强,所以我国种植黄花烟的地区都在北方,其中较著名者有兰州黄花烟(即兰州水烟)、东北蛤蟆烟、新疆伊犁莫合烟(又称马合烟)。黄花烟大多加工制为斗烟和水烟。

二、烟草制品分类

1. 卷烟

指用卷烟纸将烟丝卷制成条状的烟制品,又称纸烟、香烟、烟卷。有滤嘴卷烟和无嘴卷烟,又有淡味和浓味之分。卷烟开始进入我国商品市场是在 1890 年,设厂制造则始于 1893 年,产销逐年增加。自 1980 年起至今我国卷烟产量居世界各国的首位。卷烟按原料分主要有 4 种:烤烟型,以烤烟为原料,流行于英国、中国、印度、加拿大等国;混合型,以烤、晒、晾烟为原料,现风靡于全世界;香料型(东方型),以香料烟为原料,流行于土耳其、希腊、俄罗斯及东欧等国;晒烟型,以深色晒烟为原料,流行于南欧及非洲部分国家。虽然卷烟内的物质主要是干烟草,但是经过化学处理又添加了很多其他成分,点燃卷烟的烟雾含约 7 000 种化学物质。

2. 雪茄

是用经过风干、发酵、老化后的原块烟叶卷制出来的纯天然烟草制品(图 1-1)。吸食时把其中一端点燃,然后在另一端用口吸咂产生烟雾。雪茄烟草的主要生产国包括巴

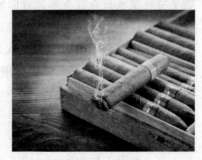

图 1-1　雪茄

西、喀麦隆、古巴、多米尼加、洪都拉斯、印尼、墨西哥、尼加拉瓜和美国。古巴生产的雪茄普遍被认为是雪茄中的极品。

3. 烟斗与烟斗丝

烟斗是一种流行于美国及欧洲的吸烟道具,塞进切好的烟草加上香料后点燃吸食(图1-2)。烟草出现时,最初的抽烟方式就是用烟斗,可以说,有了烟草,烟斗就随之诞生了。烟斗的历史源远流长,它是人类发明吸烟的一个证据。

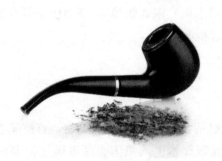

图1-2 烟斗与烟斗丝

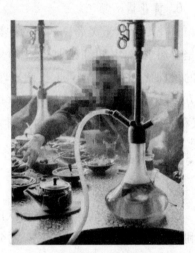

图1-3 水烟

4. 水烟

一种起源于中东地区的烟草制品,利用木炭加热烟草,产生的烟雾首先通过一个有水的烟管过滤,再被使用者吸入(图1-3)。中东地区流行的水烟通常是烟草与蜂蜜或者各种水果混合而成,有苹果、柳橙、凤梨、草莓,甚至咖啡、口香糖和可乐的口味。我国西南一带也盛行水烟,利用水烟筒吸食。水烟筒一般长约80 cm,直径约10 cm,以大竹筒或金属材料制成,筒内灌清水,于距底部约25 cm处挖一小孔,斜插一小竹管并以铜片镶口,形成烟锅。燃吸时以下颚和腮帮将筒上口封住,用大力气吸气,筒内产生的负压使烟气从水中进入筒内,发出"咕噜咕噜"的声音。

5. 电子烟

是一种以电池供电驱动雾化器,通过加热油舱中的烟油,将尼古丁等变成蒸

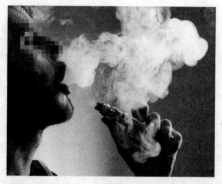

汽后,供用户吸食的一种产品(图1-4)。这种模仿卷烟的电子产品,有着与卷烟一样的外观、烟雾、味道和感觉。电子烟属于新型烟草消费模式,自2003年面世后,经过不断发展现已种类繁多,使用人群主要以年轻人为主,15～24岁年龄组的使用率最高,获得电子烟的途径截至2019年主要是通过互联网,比例占到了45.4%。

图1-4 电子烟(蒸汽烟)

综上所述,烟草从发现至今,它先是由南美洲原住民开始吸食,后又由欧洲人从美洲传向世界,从大西洋意大利带到中国,是一个有着悠长历史的茄科植物。烟草品类繁多,作为一种休闲娱乐载体和生意交流的工具,虽然众所周知吸烟有害健康,但是依然有很多人使用,且市场品类繁多。

(王晓斐)

第三节

烟草的新帮凶电子烟

电子烟(electronic cigarettes,e-cigarettes),又称电子尼古丁传送系统(electronic nicotine delivery system,ENDS),是指由电池供能将含有尼古丁和其他成分的混合物转化成气雾后由使用者吸入的一种电子装置。其成分包含源于烟草的物质,但不限于烟草。

一、电子烟工作原理

电子烟由电池、加热雾化器、储存烟油的烟弹及吸嘴等部件组成(图1-5)。其工作原理是通过电子加热器雾化丙二醇、甘油、烟碱混合物,使人吸入剂量不等的烟碱,从而产生传统烟草制品吸食的效果。除传统的电加热雾化式电子烟

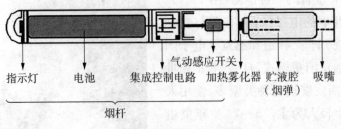

指示灯　　电池　　集成控制电路　气动感应开关　贮液腔　吸嘴
　　　　　　　　　　　　　　加热雾化器　（烟弹）

烟杆

图 1-5　电子烟构造示意图

外,还有由超声雾化装置取代电热丝的电子烟。

二、电子烟全球流行趋势

电子烟在 2003 年由我国辽宁省中药研究所工程师韩力发明。2017 年,美国有 690 万成年人(占美国总人口的 2.8%)使用过电子烟;2018 年,美国青年人使用电子烟的人数超过 360 万。全球范围青少年的电子烟使用呈快速增长趋势。在很多西方国家,如美国、芬兰、英国,近 5 年来青少年电子烟使用量增加了近 1 倍。电子烟从 2015 年开始在日本流行,15～19 岁的青少年使用率为 1.5%～4.0%。韩国也显示有 26.1% 的青少年使用过电子烟。我国青少年电子烟使用的调查数据目前较少,一项调查显示,2014 年我国初中生的平均电子烟使用率为 1.2%(另据调查,香港特区中学生电子烟使用率为 1.1%;台湾地区 15～17 岁青少年电子烟使用率略高于其他地区,50% 的吸烟者和 1.5% 的非吸烟者都尝试过电子烟)。

虽然各国陆续出台对电子烟的监管政策,但电子烟行业发展规模总体呈现上升趋势。我国不仅是电子烟的消费大国,更是生产大国,据《2017 年世界烟草发展报告》数据显示,2016 年我国电子烟产量已达 12.1 亿支。

三、电子烟烟液中的有害物质

电子烟烟液主要由尼古丁、雾化剂、调味添加剂等物质组成。

1. 尼古丁

尼古丁是电子烟中主要的生物活性成分,化学名为 1-甲基-2-(3′-吡啶)-吡咯烷。电子烟烟液中尼古丁的含量一般在 0～3%。尼古丁俗名烟碱,是一种无色至淡黄色透明油状液体,是烟草中含氮生物碱的主要成分,很容易被人体吸

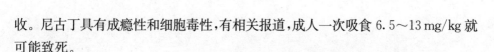

收。尼古丁具有成瘾性和细胞毒性，有相关报道，成人一次吸食 6.5～13 mg/kg 就可能致死。

2. 雾化剂

雾化剂的主要成分是 1,2-丙二醇（1,2-propanediol，propylene glycol，PG）和丙三醇（又称植物甘油，vegetable glycerol，VG），这两者总含量一般在 90% 以上。PG 和 VG 可产生模拟传统卷烟烟雾的气溶胶，当在气溶胶生成过程中使用大于 3 V 的加热电压时，可以被氧化形成与传统卷烟烟雾中相同的醛类（如甲醛、乙醛、丁醛、丙烯醛、苯甲醛等）。研究发现，电子烟气溶胶可导致 DNA 损伤和炎症相关基因的 mRNA 表达。

3. 烟草特有亚硝胺

烟草特有亚硝胺（tobacco-specific nitrosamines，TSNAs）是从烟草中提取尼古丁过程中产生的副产物。最常见的 TSNAs 有：N-亚硝基鸟嘌呤（NNN）、4-甲基亚硝胺基-1-(3-吡啶基)-1-丁酮（NNK）、N-硝基新烟草碱（NAT）和 N-亚硝基假木贼碱（NAB）。多项研究发现，电子烟中 NNN 的检出率为 64.8%～67%，NNK 的检出率为 88.6%～89%，这些物质大多有致癌作用。

4. 调味添加剂

为模拟传统卷烟或改善口味，电子烟中常会加入调味物质。目前市场上的电子烟产品中所涉及的调味添加剂高达 15 000 种以上，其中较为常见的有肉桂醛、薄荷醇、苄醇、香兰素、丁香酚、苯甲醛、对苯甲醛、肉桂酸乙酯、麦芽醇、乙基麦芽酚、三乙酸甘油酯、薄荷酮等。这些香料化合物均可有效转移至气溶胶中，平均转移率高达 98%，且显示 50% 的调查样本中香味成分含量过高，可产生细胞毒性。

5. 金属

电子烟核心元件包含多种金属成分，其中铬、镍、铜、银、锡、铝和锌最为常见。电子烟使用时元件中的金属元素在受热后可释放入烟油。它们与肺癌、鼻窦癌和口腔癌等肿瘤的发生有关。

6. 其他有害物质

除上述物质外，电子烟烟油和（或）烟雾中还含有挥发性有机化合物、多环芳烃、砷、硅酸盐、细颗粒物及超细颗粒物等。

（王瑾）

第四节

国内烟草流行现状

一、我国成人烟草流行现状

开展烟草流行监测是世界卫生组织《烟草控制框架公约》明确赋予各缔约国的职责，也是世界卫生组织大力倡导的最有效的控烟六大策略——MPOWER系列政策的重要组成部分。按照全球成人烟草调查标准，2018年我国针对15岁及以上非集体居住中国居民开展烟草流行调查，在全国设立了200个监测点。

1. 烟草与电子烟使用情况

据调查，2018年我国15岁及以上成人吸烟率为26.6%。其中男性为50.5%，女性为2.1%；农村居民为28.9%，城市居民为25.1%。正在吸烟者日平均吸烟量为16.0支。

48.5%的调查对象听说过电子烟，5.0%的调查对象使用过电子烟。0.9%的调查对象正在使用电子烟，其中15～24岁年龄组人群电子烟使用率较高为1.5%。

2. 二手烟暴露率

2018年我国非吸烟者的二手烟暴露率为68.1%。在餐馆、政府大楼、公共交通工具看到有人吸烟的比例依次为73.3%、31.1%、12.9%。44.9%的调查对象报告住所中有人吸烟。

3. 戒烟现状

我国成年吸烟人群戒烟意愿普遍较低。调查人群中，16.1%的吸烟者打算在未来12个月内戒烟，计划在1个月内戒烟的比例仅有5.6%。我国15岁及以上人群戒烟率为20.1%；每天吸烟者戒烟率为15.6%；在过去12个月有19.8%的人尝试过戒烟。

尝试戒烟的前三位原因分别是担心继续吸烟影响今后健康（38.7%）、已经患病（26.6%）和家人反对吸烟（14.9%）。在过去12个月到医院就诊的吸烟者中，得到医务人员戒烟建议的比例为46.4%。

4. 烟草危害认知

86.0%的调查对象认为吸烟会引起严重疾病,对于吸烟会引起具体疾病的知晓率依次为肺癌(82.8%)、心脏病(50.8%)、中风(41.4%)和阳痿(26.0%)。71.4%的调查对象认为二手烟会引起严重疾病,对于二手烟会引起具体疾病的知晓率依次为儿童肺部疾病(66.7%)、成人肺癌(65.8%)、成人心脏病(39.7%)。对"低焦油不等于低危害"的正确认知比例仅为18.1%,调查对象对于低焦油卷烟的危害仍缺乏正确认知。

二、上海市成人烟草流行现状

为掌握上海市烟草流行状况,对控烟干预策略制定、干预效果评价提供科学依据,上海市卫生健康委员会委托上海市健康促进中心于2019年开展了成人烟草流行调查。调查在覆盖全市16个区的64个监测点开展,对象为15岁及以上非集体居住的人口。

1. 烟草与电子烟使用情况

据调查,2019年上海市15岁及以上成人吸烟率为19.7%(图1-6)。男性吸烟率37.4%,女性吸烟率为0.8%。正在吸卷烟者日平均吸机制卷烟为13.1支。

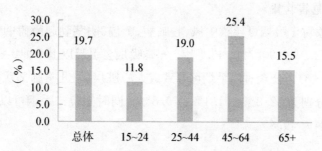

图1-6 2019年上海市不同年龄段成人吸烟率

72.3%的调查对象听说过电子烟,5.8%的调查对象使用过电子烟,电子烟现在使用率为1.3%。15~24岁、25~44岁年龄组调查对象听说过电子烟的比例分别为87.9%、84.0%,高于45~64岁(62.2%)和65岁及以上年龄组(45.8%)。10.5%的男性和0.8%的女性使用过电子烟,男性和女性电子烟现在使用率分别为2.2%、0.3%。

2. 二手烟暴露率

2019年上海市非吸烟者暴露于二手烟的比例为54.6%。在餐馆、政府大楼、公共交通工具看到有人吸烟的比例依次为34.0%、8.4%、3.0%(图1-7)。21.9%的调查对象报告住所中有人吸烟。

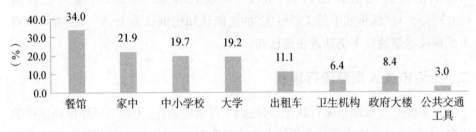

图1-7 2019年上海市各场所看到有人吸烟的比例

3. 戒烟现状

2019年,上海市现在吸烟者考虑在未来12个月内戒烟的比例为18.6%,有3.7%计划在1个月内戒烟。15岁及以上人群戒烟率为27.7%。在过去12个月内曾尝试戒烟者比例为24.3%。在过去12个月中到医院就诊的吸烟者中,得到医务人员戒烟建议的比例为30.9%。

4. 烟草危害认知

调查对象对于吸烟可导致中风、心脏病、肺癌、阴茎勃起障碍的知晓率分别为53.3%、62.9%、90.7%、45.9%。知晓吸烟会引起以上4种疾病的比例,为36.2%(图1-8)。公众对二手烟可导致成人心脏疾病、儿童肺部疾病和成人肺癌的知晓率分别为52.2%、81.4%、79.8%。同时知晓二手烟可以导致上述3类疾病的比例为49.8%。

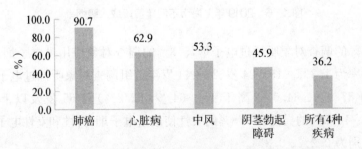

图1-8 2019年上海市成人对吸烟导致疾病认知比例

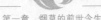

三、我国中学生烟草流行现状

2019年,中国疾病预防控制中心组织完成了全国中学生烟草流行调查。调查采用多阶段分层整群随机抽样的方法,通过自填纸质问卷的形式进行数据采集,31个省(自治区、直辖市)约29万名学生参与调查。调查内容包括烟草使用、电子烟使用、烟草依赖及戒烟、二手烟暴露、烟草制品获得与价格、控烟宣传、烟草广告和促销、对烟草的认知和态度等情况。

1. 烟草与电子烟使用情况

全国调查结果显示,2019年初中学生尝试吸卷烟的比例为12.9%,正在吸卷烟的比例为3.9%;听说过电子烟的比例为69.9%,正在使用电子烟的比例为2.7%。2019年我国首次将全国高中学生吸烟情况纳入中学生烟草调查,结果发现高中学生吸烟率远高于初中学生,职业学校控烟情况更是不容乐观。2019年高中学生尝试吸卷烟、正在吸卷烟以及正在使用电子烟的比例分别为24.5%、8.6%和3.0%,均高于初中学生;这三个项目在职业学校学生中的比例分别为30.3%、14.7%和4.5%,在职业学校男生中的比例则高达43.2%、23.3%和7.1%,均高于高中学生(图1-9)。

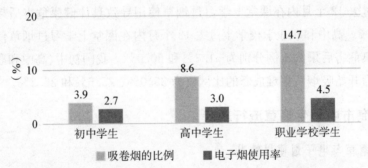

图1-9 2019年我国中学生吸卷烟的比例及电子烟使用率

2. 二手烟暴露率

全国调查结果显示,与2014年相比我国中学生二手烟暴露情况有所改善,但仍较为严重,还存在教师在校园内吸烟的现象。2019年初中学生过去7天内,在家、室内公共场所、室外公共场所或公共交通工具看到有人吸烟的比例高达63.2%;在过去30天看到有人在校园内吸烟的比例和在学校内几乎每天看到教师吸烟的比例分别为45.2％和8.5％。高中和职业学校学生在上述四类场所看到有人吸烟的比例均高于初中学生,分别为72.0％和67.3％;在过去30天看到有人在校园内吸烟的比例分别为57.3％和58.6％,在学校内几乎每天看到教师吸烟的比例分别为13.0％和9.4％(图1-10)。

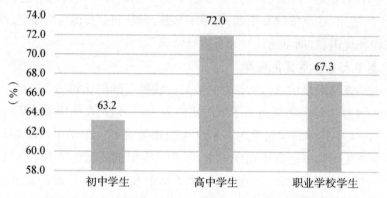

图1-10 2019年我国中学生在四类场所二手烟暴露情况

3. 烟草危害认知

全国调查结果还显示,中学生对吸烟成瘾的认知水平亟待进一步提升。初中学生过去12个月内在课堂上学习过烟草使用导致具体健康危害后果的比例为58.6％。高中和职业学校学生过去12个月内在课堂上学习过烟草使用导致具体健康危害后果的比例分别为51.3％和60.0％。我国初中、高中和职业学校学生认为开始吸烟后很难戒断的比例仅为35.0％、25.6％和26.2％。

四、上海市中学生烟草流行现状

1. 烟草与电子烟使用情况

2019年,在上海市10个区的60所学校监测点开展调查,共计完成有效问卷6178份。上海市初中、高中和职业学校学生尝试吸卷烟率为5.6％,其中初中学生2.9％,高中学生5.7％,职业学校学生17.0％。正在吸卷烟率为1.4％,其中初中学生0.6％,高中学生1.4％,职业学校学生4.8％。经常吸卷烟率为0.4％,其中初中学生0.1％,高中学生0.3％,职业学校学生2.1％。

上海市初中、高中和职业学校学生听说过电子烟的比例为84.3％,使用过电子烟的比例为4.9%,正在使用电子烟使的比例为1.2%,其中初中、高中、职业学校学生听说过电子烟的比例分别为78.4%、94.8%、93.0%,使用过电子烟的比例分别为2.6%、4.6%、14.8%,正在使用电子烟的比例分别为0.6%、1.3%、4.0%(图1-11)。

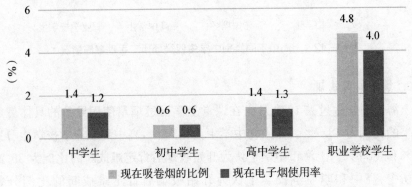

图1-11　2019年上海市中学生吸卷烟的比例及电子烟使用率

2. 二手烟暴露率

上海市中学生过去7天内在家、室内公共场所、室外公共场所、公共交通工具四类场所的二手烟暴露率为75.6%。其中,初中学生在上述四类场所的二手烟暴露率为72.5%,高中学生为83.7%,职业学校学生为76.4%,高中和职业学校学生在上述四类场所看到有人吸烟的比例均高于初中学生,且高中学生在上述四类场所中的二手烟暴露率最高。上海市中学生在家里、室内公共场所、室外公共场所、公共交通工具的二手烟暴露率分别为39.0%、49.8%、61.8%、21.0%。

上海市中学生过去30天内在学校看到有人吸烟的比例为29.3%;几乎每天看到教师在校园内吸烟的比例为3.5%,有时看到的比例为21.2%。上海市初中学生、高中和职业学校学生过去30天内在学校看到有人吸烟的比例分别为26.2%、29.8%和41.3%;几乎每天看到教师在校园内吸烟的比例分别为2.6%、5.5%和4.0%,有时看到的比例分别为19.2%、23.7%和25.7%(图1-12)。

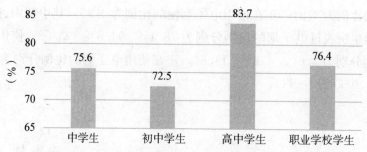

图1-12　上海市不同类别中学生四类场所二手烟暴露情况

3. 烟草危害认知

上海市中学生过去12个月内在课堂上学习过烟草使用导致的具体健康危害后果的比例为48.7%。其中初中学生为52.8%,高中和职业学校学生分别为40.2%和44.8%。上海市中学生认为开始吸烟后肯定难戒断的比例为35.4%,其中初中、高中和职业学校学生认为开始吸烟后肯定难戒断的比例分别为38.6%、32.1%和27.0%。

（王剑,贾晓娴）

【参考文献】

[1] 季鸿崑.食品家族的"孽子"——烟草[J].饮食文化研究.2007,9(21):22-29.

[2] 甄明.是谁将卷烟引入中国?[J].上海烟草,2004.12:72.

[3] 王辰,肖丹.中国临床戒烟指南[M].北京:人民卫生出版社,2007.

[4] 王旭.关于烟草种植与田间管理技术的研究[J].农业与技术,2019,39(17):123-124.

[5] 郑天一.烟文化[M].北京:中国社会科学出版社,2008.

[6] Roth GA, Mensah GA, Johnson CO, et al. Global burden of cardiovascular diseases and risk factors, 1990-2019: update from the GBD 2019 study [J]. J Am Coll Cardiol. 2020,76(25):2982-3021.

[7] Cornelius ME, Wang TW, Jamal A, et al. Tobacco product use among adults — United States, 2019 [J]. MMWR Morb Mortal Wkly Rep. 2020,69(46):1736-1742.

[8] Kasza KA, Ambrose BK, Conway KP, et al. Tobacco-product use by adults and youths in the United States in 2013 and 2014 [J]. N Engl J Med. 2017,376(4):342-353.

[9] 李书杰,赵汉章,门晓龙,等.国内加热不燃烧烟草制品发展现状与分析[J].科技与创新,2019,141(21):121-122.

[10] 汪清泽,鲍穗.烟草加工工艺技术发展现状与趋势[J].中国科技纵横.2019,(17):216-217.

[11] 康迪,赵晖,冯文宁.新型烟草制品的发展现状及展望[J].天津农林科技.2020,(2):

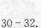
30 - 32.

[12] 吴成林,黄文昌,程君奇,等.中国白肋烟育种研究进展与思考[J].作物,2016,30(4):8.

[13] 姚平章.电子香烟发展进展综述[J].广东化工,2014,41(8):186 - 189.

[14] Bauld L, Mackintosh AM, Eastwood B, et al. Young people's use of e-cigarettes across the United Kingdom: findings from five surveys 2015 - 2017 [J]. Int J Environ Res Public Health. 2017,14(9): 973.

[15] Dutra LM, Glantz SA. Dutra LM, et al. E-cigarettes and national adolescent cigarette use: 2004 - 2014 [J]. Pediatrics. 2017,139(2): e20162450.

[16] Xiao L, Parascandola M, Wang C, et al. Perception and current use of e-cigarettes among youth in China [J]. Nicotine Tob Res. 2019,21(10): 1401 - 1407.

[17] 管莹,许亮,尤馨悦,等.应用转基因小鼠模型评价电子烟气溶胶的遗传毒性[J].烟草科技,2019,52(4): 51 - 56.

[18] Kim HJ, Shin HS. Determination of tobacco-specific nitrosamines in replacement liquids of electronic cigarettes by liquid chromatography-tandem mass spectrometry [J]. J Chromatogr A. 2013,1291: 48 - 55.

[19] Saffari A, Daher N, Ruprecht A, et al. Particulate metals and organic compounds from electronic and tobacco-containing cigarettes: comparison of emission rates and secondhand exposure [J]. Environ Sci Process Impacts. 2014,16(10): 2259 - 2267.

[20] 樊美娟,赵乐,崔华鹏,等.电子烟中化学成分风险研究进展[J].中国烟草学报,2018,24(3): 120 - 129.

[21] 梁晓峰.2015 中国成人烟草调查报告[M].北京:人民卫生出版社,2016.

[22] 李新华.2018 中国成人烟草调查报告[M].北京:人民卫生出版社,2020.

[23] 上海市健康促进中心.2019 年上海市成人吸烟率稳步下降至 19.7%[R/OL].上海:(2020 - 07 - 13)[2021 - 02 - 09]. http://www. schp. sh. cn/jksj-c-470. html?jksj.

[24] 中国疾病预防控制中心.2019 年中国中学生烟草调查结果发布[R/OL].北京:(2020 - 05 - 31)[2021 - 03 - 01]. https://baijiahao. baidu. com/s?id=16681740326609364398.wfr=spider&for=pc.

[25] 中国疾病预防控制中心.2014 中国青少年烟草调查报告[M].北京:人民卫生出版社,2014.

[26] 肖琳,王聪晓,姜垣,等.中国青少年二手烟暴露现况调查[J].中国慢性病预防与控制,2015,23(3): 164 - 167.

[27] 中国疾病预防控制中心.一图读懂 2019 中国中学生烟草调查结果[R/OL].北京:(2020 - 05 - 31)[2021 - 03 - 01]. https://baijiahao. baidu. com/s?id=16682093272795 16606&wfr=spider&for=pc.

第二章

烟草烟雾

第一节

烟草的有害成分

一、烟草和烟草烟雾

目前已发现烟草经燃烧后所产生的烟雾包含超过 7 000 种化学成分,其中有数百种有害物质,可以引起各种吸烟相关性疾病(smoking-related diseases),而已知的致癌物质至少有 70 种。烟草烟雾经主动吸烟及被动吸烟等方式进入人体内引起物理化学反应,甚至引发疾病。因各种烟草制品和吸食习惯或条件的不同,其化学组成会有一定的差异,故很难完全明确烟草制品及烟草烟雾的所有成分。

根据烟草烟雾气流形成的不同方式可分为主流烟草烟雾(mainstream smoke)和侧流烟草烟雾(sidestream smoke)。前者是指当吸烟者抽吸卷烟时从卷烟嘴端吸入的烟草烟雾;后者指在两次抽吸之间从卷烟的燃烧端产生的烟草烟雾,也包括经烟纸渗透扩散出来的烟雾。因产生时的温度条件及主要燃烧部位不同,主流烟草烟雾和侧流烟草烟雾中化学物质的成分和浓度亦有所不同。吸烟者呼出的主流烟草烟雾、卷烟燃烧产生的侧流烟草烟雾与周围的空气混合,即形成了促使周围非吸烟者"被动吸烟"的二手烟。

需要指出的是,烟草危害没有安全暴露水平。而且同最常见的卷烟制品一样,其他烟草制品如水烟、各种无烟烟草制品、雪茄、手卷烟、烟斗烟草及新型烟草制品等均含有各种有害物质,对包括吸烟者、二手烟或三手烟暴露群体在内的公共安全和健康构成了极大的威胁。因此,烟草的使用及烟草烟雾暴露是一个全球性的公共卫生问题。世界卫生组织的监测数据显示烟草使吸烟者平均减少10年寿命;每年使800多万人失去生命,其中700多万人缘于直接使用烟草,有大约120万人属于接触二手烟草烟雾的非吸烟者。

除卷烟外,使用比较普遍的还有加热烟草制品、电子尼古丁传递系统(电子烟)和无烟烟草制品,本节主要介绍卷烟制品、加热烟草制品和无烟烟草制品的有害成分,电子烟的有害成分会在相关章节专文述及。

二、烟草烟雾的有害成分

烟草烟雾中主要的有害成分有强致瘾物尼古丁、有害气体(如一氧化碳、一氧化氮、硫化氢等)、致癌物(如甲醛、N-亚硝基胺类、苯类、多环芳烃类、放射性元素等)、重金属、挥发性有机化合物以及细颗粒物等。这些有害成分可以损害呼吸系统、循环系统及免疫系统等人体各个系统,导致各种急性或慢性炎症、脏器功能损害等,甚至诱发癌变。

1. 尼古丁

尼古丁是一种小分子的生物碱,是导致烟草依赖的最主要的成瘾性物质。尼古丁具有质子化和非质子化两种存在形式,质子化尼古丁不易挥发,而非质子化尼古丁易挥发,可进入烟草烟雾气相并迅速透过脂质膜被人体吸收。在烟叶中尼古丁主要以质子化尼古丁的形式存在,而在烟草烟雾中若非质子化尼古丁比例越高,则其被人体吸收的速度越快。除成瘾性外,尼古丁可导致体内儿茶酚胺释放增多而产生多种心血管不良反应,影响脂肪和糖类代谢,并具神经毒性,对于尚未发育完全的大脑危害尤甚。

2. 有害气体

烟草烟雾中含有多种挥发性物质,其中主要的有害物质包括二氧化碳、一氧化碳、氮氧化物、含硫气体以及多种挥发性有机物。二氧化碳和一氧化碳产生于烟草的燃烧过程,是主流烟草烟雾的重要成分。一氧化碳与血红蛋白的结合能力极强,使血液携氧能力降低,影响组织供氧,对机体造成损害。烟草烟雾中的氮氧化物由烟叶中的含氮氨基酸及蛋白质通过燃烧转化而成,主要包括一氧化氮、二氧化氮和一氧化二氮等。氮氧化物有很强的氧化作用,可诱发氧化应激反应,导致疾病的发生。硫化氢具强刺激性,会导致气道黏膜刺激症状。

3. 致癌化学物

烟草烟雾中目前已发现至少 70 种致癌物质。在烟草制备、储存和燃烧的过程中可产生多种 N-亚硝胺类物质，如 N-亚硝基鸟嘌呤（NNN）、4-甲基亚硝胺基-1-(3-吡啶基)-1-丁酮（NNK）、N-硝基新烟草碱（NAT）和 N-亚硝基假木贼碱（NAB）等。NNN 和 NNK 是已知的 1 类致癌物质，NAB 被归为可能致癌物质，而 NAT 被归为非致癌物质。多环芳烃是有机物不完全燃烧的产物，部分种类（如蒽、苯并蒽、苯并芘等）具有致癌性。其他致癌物质还有甲醛、2-萘胺、4-氨基联苯及 4-(甲基亚硝胺)-1-(3-吡啶基)-1-丁酮等。

4. 金属和类金属

烟草中的金属和类金属元素主要来自所生长的环境，其含量受土壤成分、土壤 pH、化肥和环境污染物等影响。这些元素在烟草燃烧后进入烟草烟雾继而进入人体，常见的有砷、铬、镉、铅等。长期摄入金属可引发多种疾病，其中砷、铍、六价铬、镉为 1 类致癌物，镍化合物属 2A 类致癌物（可疑的致癌物），钴和铅等金属是 2B 类致癌物（可能致癌物）。它们与肺癌、鼻窦癌和口腔癌等肿瘤的发生有关，还可导致慢性牙周炎等疾病。

5. 放射性元素

烟草烟雾中含有放射性元素，其中最主要的是铅-210（Pb-210）和钋-210（Po-210）。吸烟时这些放射性元素随气流进入气管和支气管内，产生的 α 射线具有致癌性，且可同烟草烟雾中的非放射性致癌物协同发生作用，进一步增加癌变风险。研究显示，若吸烟者一年日吸烟量达 20 支，则其所受的辐射伤害相当于拍 300 次胸片，可致使 10 000 名吸烟者中的 4 名发生肺癌。Po-210 同样可在二手烟雾中被检测到。

6. 香味添加剂

在烟草中添加一种或多种添加剂可以产生明显的除烟草以外的气味，包括水果、香精、药草、糖果、薄荷醇或香草等。香味卷烟的使用者主要是女性和年轻人。薄荷醇是卷烟中最常见的香味添加剂，有研究显示吸食含有薄荷醇的卷烟比非薄荷醇卷烟更易成瘾，其机制可能与薄荷醇可上调尼古丁乙酰胆碱受体的表达水平有关。薄荷醇还可通过降低烟草烟雾对口腔、咽喉部的刺激增加吸烟者对吸烟的耐受能力，从而强化吸烟行为，也增加了烟草的使用量及持续使用的可能性。而且，薄荷醇等这些看似温和的香味添加剂并非无害，一旦经热分解进入呼吸道和血液，具有潜在的毒性。

7. 微生物

烟草和烟草制品中经常含有细菌和真菌等微生物,在烟草发酵过程中可增殖并发生化学反应,并生成有害物质。部分细菌如棒状杆菌属、乳杆菌属、葡萄球菌属及某些肠杆菌科细菌可表达呼吸性硝酸盐还原酶,后者在亚硝酸盐的产生和细胞外释放过程中起重要作用。而黄曲霉菌可产生黄曲霉毒素 B_1 等毒素。

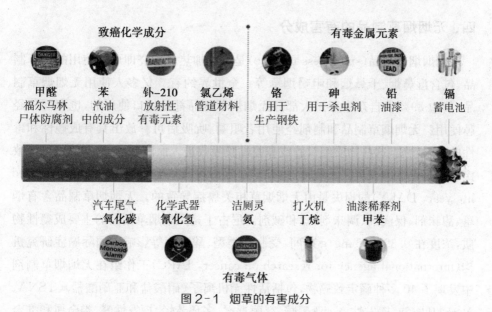

图2-1　烟草的有害成分

三、加热烟草制品的有害成分

加热烟草制品(heated tobacco products,HTPs)是新型烟草制品中的一类,它通过非燃烧方式加热烟草或激活含有烟草的装置,从而产生含有尼古丁、有毒化学物质和香味添加剂的气雾。例如国内外比较知名的新型烟草制品iQOS,即属于此范畴。

加热烟草制品中含有烟草,本质上为烟草制品,因此同样具有成瘾性、毒性和致癌性。其产生的烟草烟雾含有的有毒成分与传统卷烟相似,同样包含了多种致癌物质,并且也存在二手烟雾的危害。虽然部分研究显示,与传统卷烟相比,加热烟草制品所含的有害和潜在有害成分(harmful and potentially harmful constituents,HPHCs)的形成量和暴露量有所减少,但目前并无充分证据说明加热烟草制品的健康风险低于传统卷烟。以 iQOS 为例,使用时产生的烟雾中有近60种成分浓度显著高于传统卷烟,而在这些成分中,有22种成分的浓度比传统卷烟高2倍以上,有7种更是高达10倍以上。此外,新型烟草制品中还含有若干传统烟草烟雾所没有的、可能危害人类健康的新物质。故世界卫生组织认为,目前并无足够证据证实加热烟草制品的危害小于传统卷烟,需要开展更多的独立研究来验证这类制品是否能够降低风险或减害。

四、无烟烟草制品的有害成分

无烟烟草制品(smokeless tobacco)是不经加热或燃烧即可被使用的烟草制品,包含湿鼻烟、干鼻烟和咀嚼烟草等。全世界约有3亿多人使用无烟烟草制品,其中89%来自东南亚。大部分无烟烟草制品都是经口使用的,也有部分经鼻使用。无烟烟草制品和制剂经使用者咀嚼、吮吸后可释放出具有成瘾性和毒性的化学物质,这些物质经口腔或鼻腔黏膜吸收进入血液循环,长期使用可导致疾病甚至癌症的发生。据统计,约有170万伤残调整生命年(disability adjusted life year,DALY)的损失是由无烟烟草相关癌症导致的。无烟烟草制品含有烟草、甜味剂、保润剂、调味剂、盐和碱剂。尼古丁是无烟烟草制品的主要成瘾性物质,浓度在0.39~95 mg/g之间,受制品类型、酸碱度等影响。国际癌症研究机构(international agency for research on cancer,IARC)工作组在无烟烟草制剂中发现了40多种确定致癌物,包括活性无机离子(硝酸盐和亚硝酸盐)、TSNA、N-硝基胺酸、挥发性N-亚硝胺、霉菌毒素、多环芳烃、挥发性醛、类金属和准金属等,其中含量最高的是TSNA、N-亚硝基氨基酸、挥发性N-亚硝胺和醛。此外,该研究小组认为有充分的证据表明,使用无烟烟草制品会导致口腔癌前病变、口腔癌、食管癌和胰腺癌。

(王晓丹)

第二节

二 手 烟

二手烟(secondhand smoke,SHS)也称"环境烟草烟雾""二手烟草烟雾",

是由经主动吸烟者呼出的烟雾和卷烟燃烧产生的侧流烟草烟雾在空气中混合而成。不仅普通卷烟、烟斗或雪茄等传统烟草制品可以产生二手烟，电子烟和无加热烟草制品也同样可产生二手烟，可对环境及周围人群造成影响。研究表明，二手烟烟雾包含7000多种化学物质，其中含数百种有害物质，并有至少70种物质具明确或潜在的致癌性。其中约20%来源于主流烟草烟雾，而侧流烟草烟雾约占80%。一般通过调查二手烟雾接触频率和时长来估测其暴露水平，如测量唾液、血液或尿液中的尼古丁或其代谢产物含量则能更加精确地测评其影响。

一、二手烟暴露现状

在世界范围内，不吸烟人群的二手烟暴露比例约为三分之一，其中东欧、西太平洋地区和东南亚是二手烟暴露率最高的地区，均在50%以上。数据表明，青少年和女性更容易受到二手烟的危害。世界卫生组织的报告显示，青少年、成年女性和成年男性的二手烟暴露比例分别为40%、35%和33%。全世界每年约有60万人过早地死于二手烟，其中28%为儿童，47%为女性，26%为男性。以美国为例，2011年至2012年期间约有5800万不吸烟者暴露于二手烟。而自1964年以来，约有250万非吸烟者死于因接触二手烟而导致的疾病。1965年至2014年的50年间，二手烟致死的肺癌患者高达26.3万人。截至2006年，二手烟致死相关的损失超过560亿美元。

2018年中国成人烟草调查报告显示，我国非吸烟者的二手烟暴露率高达68.1%。公共场所、工作场所和居所内是发生二手烟暴露的主要场所，其中网吧、酒吧、餐馆和咖啡馆等公共场所暴露率最高。

二、二手烟的危害

研究表明，二手烟与主动吸烟者吸入的主流烟草烟雾相比，其所含的化学物质成分及浓度有所不同。某些有毒物质在二手烟中的含量甚至明显高于主流烟草烟雾，如苯、2-萘胺和苯并芘的含量比主流烟草烟雾高2~30倍。二手烟暴露没有所谓的安全水平，而且即使短时间暴露于二手烟之中也会对人体的健康造成危害，导致包括肿瘤在内的多种疾病。

1. 二手烟暴露对全身各系统的危害

多项研究显示，二手烟暴露可增加慢性气道疾病的发生风险。相较丈夫为非吸烟者的非吸烟妇女,丈夫为长期吸烟者的非吸烟妇女死于肺气肿或慢性支气管炎的风险要高29%。暴露于二手烟的男性和女性的慢性咳嗽风险分别是未暴露人群的1.2倍和1.1倍。二手烟暴露,可使非吸烟者咽喉疾病的发生风险增加2.5倍。一项针对160 130名40～87岁的韩国女性的大型队列研究显示,与目前吸烟的丈夫共同生活的女性患肺癌的风险明显增高,并且呈现出剂量-反应关系。当丈夫吸烟超过30年时,女性患肺癌的风险可高出3.1倍。

除肺癌外,二手烟暴露还可导致全身各系统肿瘤。有研究证实二手烟暴露是头颈部肿瘤治疗后复发和生存的独立预测指标。北欧一项大型纵向队列研究从1961年至2005年追踪了97 972名受试者,发现服务员(二手烟暴露高危人群)患喉癌的风险是普通人群的5倍,患口腔癌的风险是普通人群的2～4倍。另有证据提示,二手烟暴露可增加乳腺癌和鼻窦癌的发生风险。

二手烟暴露发生后可在短时间内对心脏和血管发生影响。研究显示在不吸烟者中,二手烟暴露者患冠心病的风险是无暴露者的1.27倍(RR 1.27,95% CI 1.19～1.36),且风险随二手烟暴露量的增加而加大。低中度暴露者(每天接触1～14或1～19支卷烟)患冠心病的风险是无暴露者的1.16倍(RR 1.16,95% CI 1.03～1.32),而中高度暴露者(每天接触>15支或>20支卷烟)患冠心病的风险是至无暴露者的1.44倍(RR 1.44,95% CI 1.13～1.82)。

二手烟暴露与卒中的发生相关。一项荟萃分析研究发现暴露于二手烟者的卒中发生率是非暴露者的1.25倍(RR 1.25,95% CI 1.12～1.38),且每天5支烟的低度暴露者即可增加患病风险(RR 1.16,95% CI 1.06～1.27),而每天40支的高度暴露者其卒中发生率更是高达非暴露者的1.56倍(RR 1.56,95% CI 1.25～1.96)。

2. 二手烟暴露对特殊人群的危害

二手烟烟雾对于暴露其中的个体均可产生危害,不分性别和年龄,尤其是孕妇和婴幼儿。孕妇产前暴露于二手烟可能会引起部分或全身并发症。既往研究提示,二手烟暴露不仅能够增加异位妊娠、妊娠期高血压疾病、前置胎盘、胎膜早破等妊娠期并发症的发生风险,而且还可导致自然流产、早产、低出生体重儿、先天畸形等不良妊娠结局的发生。孕期经历被动吸烟的产妇妊娠期糖尿病(gestational diabetes mellitus,GDM)的发生风险是非被动吸烟者的1.359倍($P<0.001$)。二手烟暴露导致GDM发病的机制可能与血浆儿茶酚胺水平的急性刺激作用有关,二手烟烟雾通过对肝脏和胰腺β细胞的作用导致葡萄糖不

耐受，而尼古丁刺激交感神经系统能够介导这种急性效应，从而提高儿茶酚胺水平和胰岛素抵抗。被动吸烟与早产之间关联的潜在生物学基础可能是：二手烟烟雾中的一氧化碳是胎盘血管的一种强效血管收缩剂，能与氧结合形成羧基血红蛋白，后者可以限制胎儿供氧量，导致胎儿组织氧合作用降低；而且二手烟烟雾中的有毒物质能够通过干扰胎盘细胞滋养层和生物学功能来调节蛋白质代谢和酶活性而导致早产。有研究报道，二手烟烟雾能够通过引起子宫血管收缩和增加脐动脉碳氧血红蛋白水平而增加婴儿低出生体重的发生风险。一项研究指出，婴儿期接触二手烟可导致头四个月体重和身高增长降低。据调查，产妇孕期被动吸烟率高，妊娠期糖尿病、胎膜早破、早产和低出生体重儿的发生风险呈上升趋势。研究结果提示，即使孕期不能完全避免被动吸烟，也应尽量采取适当措施，缩短被动吸烟的时间，以降低妊娠并发症和不良结局的发生风险。

据报道，产前暴露于二手烟与胎儿先天性畸形有关，也与儿童时期肥胖率较高有关。但是，目前关于在怀孕期间特别是在怀孕期间接触二手烟对婴儿期后生长的影响的研究尚少。

孤独症谱系障碍（autism spectrum disorder，ASD）是一类神经发育障碍性疾病，主要表现为社会交往障碍、语言障碍、兴趣狭窄和行为异常，是常见的儿童神经行为异常疾患。近年来，孤独症的患病率呈上升趋势。国内多个研究显示，孕期母亲被动吸烟可增加儿童患孤独症的风险。孕期母亲被动吸烟引起儿童孤独症，可能与烟草烟雾中含的一些有害成分（如尼古丁、一氧化碳、铅、镉等）具有一定的神经毒性有关，这些有毒物质可通过胎盘屏障进入胎儿体内，对胎儿的神经发育产生不良影响。例如尼古丁，可干扰胎儿脑细胞的形成与分化造成神经发育障碍，而导致儿童孤独症的发生。

对于免疫系统不成熟和肺部发育异常的儿童，尤其容易受到二手烟伤害。有调查显示，88%的吸烟父母在家中吸烟，其中80%以上的父母在有孩子的情况下在家吸烟，约40%的儿童接触过二手烟。父母吸烟的婴儿住院率更高，出现咳嗽、喘息等呼吸系统症状的概率及上下呼吸道感染、哮喘等疾病的发生率更高。此外，接触二手烟可能增加儿童肥胖、神经性听力减退和睡眠呼吸紊乱等的患病风险。还有研究提示，儿童期暴露于二手烟可使成年后患慢性阻塞性肺疾病的风险增加。

此外，研究发现二手烟的暴露与青少年吸烟的风险增加有关。该研究表明二手烟与吸烟行为的易感性、吸烟的开始和尼古丁的依赖呈正相关,并与戒烟呈负相关。这种关联可能与几个因素有关:首先,二手烟暴露可能与社交对象如同伴、兄弟姐妹、老师、父母或监护人是否吸烟相关;其次,二手烟暴露可能会激活神经通路,从而增加大脑对尼古丁的敏感性并增加吸烟的欲望。

三、二手烟的防控

由于二手烟暴露没有安全水平,因此,保护公众免受二手烟危害的唯一途径就是创造绝对的无烟环境,以预防二手烟相关疾病的发生,促进全民健康。这需要提高社会整体的健康意识、对烟草烟雾危害的认知水平,并通过有效的公共卫生管理措施引导吸烟及非吸烟人群共同营造良好的无烟环境。2018 年中国成人烟草调查报告显示,公众对吸烟导致严重疾病的知晓率为 86.0%,而对二手烟导致严重疾病的知晓率为 71.4%。这一调查结果表明目前仍有相当一部分人对二手烟危害缺乏正确的认知,需要通过多方位、多层次的科普教育得到提高。

除积极宣传、普及科学知识外,立法并推行公共场所禁止吸烟是非常有效的措施。2005 年通过的《烟草控制框架公约》对公共健康产生了巨大的积极影响。2012 年的一项荟萃分析(包括 45 项研究)表明,全面的无烟立法之后,针对四个诊断组的冠心病事件(相对风险为 0.848)和住院率(或病死率)出现了降低。其他如心脏病(相对危险度 0.610)、脑血管意外(相对危险度 0.840)和呼吸系统疾病(相对危险度 0.760)也有所减少。有研究显示引入无烟立法后,儿童因哮喘住院率和孕妇早产住院率得到了下降。研究数据表明,更全面的法律与更大程度风险降低有关。

居所是发生二手烟暴露的重要场所。在家中的某一区域吸烟可使二手烟草烟雾播散至其他空间,导致非吸烟家庭成员的二手烟暴露。需要特别指出的是对于婴幼儿、儿童和青少年来说,居所是他们暴露于二手烟的主要场所。选择在楼道和阳台处吸烟、吸烟时开窗、使用通风和空气净化设备等均无法完全清除二手烟雾。因此,吸烟者戒烟是避免家庭二手烟暴露的最佳方法。

(夏敬文,王晓丹)

三 手 烟

三手烟(third hand smoke，THS)名称是由美国波士顿麻省总医院医师率先提出并使用的，它是指吸烟者吸烟后在其衣服，吸烟场所的墙壁、地毯及其自身头发、皮肤等表面产生的烟草残留物。这些烟草残留物在室内存在的时间较长，根据美国能源部下属的伯克利劳伦斯国家实验所的研究，烟草残留物的存在时间最短为几天，长则可达到几周甚至几个月。烟草残留物在留存期间与空气中的常见物质接触后将发生相应反应，并产生危害物质。

一、三手烟的成分和转化

三手烟的主要成分是烟碱、3-乙烯基吡啶、苯酚、甲酚、萘、甲醛和烟草亚硝胺(TSNAs)。在吸烟过程中释放的烟草烟雾污染物会发生化学转化，这些反应可以在几秒钟到几周或几个月内发生。尼古丁是吸烟过程中排放最为丰富的有机化合物。尼古丁可以与室内环境中通常存在的氧化剂气体(臭氧、亚硝酸)形成 TSNAs。TSNAs 可以吸附在室内物体和人体皮肤表面上，还可以蒸汽形式重新释放或吸附在灰尘上，从而返回到可吸入的气溶胶形式。婴儿和儿童接触受污染室内物体的表面时，手接触口腔和皮肤接触三手烟的风险较高。不幸的是，传统的清洁方法可能无法有效地去除吸附在受污染室内物体表面上的三手烟化合物，因为它能够强烈吸附到表面并穿透材料。事实上，吸尘和擦拭策略可能会导致三手烟颗粒从表面释放出来并以气雾剂形式再悬浮，从而增加通过吸入暴露的风险。最后，尼古丁经化学反应可形成包括甲醛在内的挥发性化合物，这是一种已知的人体致癌物，没有安全的暴露水平。因此，室内表面可以代表一个隐藏的三手烟成分库，这些成分在戒烟后很长一段时间内会重新释放出来。由于婴儿经常与室内受污染物体表面和灰尘密切接触，他们的呼吸频率比成年人快且体重比成年人轻，即使是低剂量的 TSNAs 也可能代表一种长期的健康危害。

二、三手烟的分布

室内环境中烟草燃烧的化学和物理研究表明,吸烟后烟草烟雾中某些成分可能会在空气或物品中保留很长时间。据证明,尼古丁几乎全部沉积在室内物体(如地板、家具、玩具、奶嘴和毛毯等)的表面,持续数周至数月,而大多数其他烟草烟雾成分表现出更温和的吸附倾向(图2-2)。总之,于室内表面,如墙壁、门、窗帘、地毯、室内装潢、枕头、床垫、衣服,甚至皮肤和头发都可检测到三手烟成分。

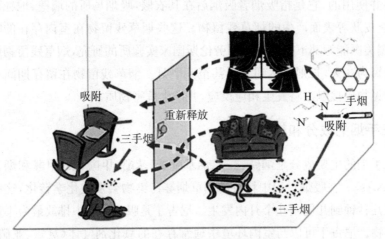

图2-2　室内三手烟的产生模式

注:虚线代表挥发,实线代表吸附。(转自成森平.三手烟:一个新发现的健康威胁.科技导报,2014.12.有改动)

尼古丁也被发现污染了非吸烟者的私人住宅(先前吸烟者所拥有)。即使数周后,灰尘中和面部检出的尼古丁水平仍高于不吸烟的家庭,与居住者的手指尼古丁水平和尿可替宁水平有显著相关性。因此,吸烟者的居所是非吸烟者非自愿接触三手烟的危险储存处。

汽车驾驶室也代表着一种非吸烟者接触的危险环境。有证据表明,烟民的汽车表面,如仪表盘、内饰和车窗,尼古丁含量很高,在主动吸烟后的几天内,这种水平持续存在,明显高于禁烟汽车和不吸烟汽车的水平。

此外,三手烟可在空气中检测到,并有可能将三手烟污染物扩散到其他人或物体上。空气、室外和室内环境表面上三手烟成分的存在可反映不同的暴露途径。事实上,除了污染表面释放的挥发性化合物外,挥发性较低的三手烟组分还有其他可能的暴露途径,如接触和吸入含有三手烟组分的粉尘。将三手烟与二手烟和活性烟雾进行比较,有证据表明,它涉及不同的暴露时间剖面(长时间的低水平暴露与短时间的高水平暴露)、不同介质(空气、表面和灰尘)中不同浓度的不同种类的污染物以及各种暴露途径(吸入、皮肤接触)。

三、三手烟的危害

迄今为止,人类对三手烟污染物的暴露还没有得到彻底的研究,因此,还不能完全评估接触三手烟对健康的危害。

1. 动物实验研究

一项使用接触三手烟的动物模型的研究发现,接触三手烟的小鼠肝脏、肺、皮肤发生了病理和行为变化。在这项研究中,小鼠笼暴露于机器排放的烟草烟雾中 6 小时/天,5 天/周,持续 24~26 周,动物不受束缚,可以在笼子里正常活动。此外,这些笼子被放在一个通风良好的大房间里,以模拟儿童在吸烟者家中暴露的情况。在暴露的小鼠中,烟草特有的亚硝胺类物类 NNK 这一主要代谢物,也是烟草特有的致癌生物标志物 4 -(甲基亚硝胺)- 1 -(3 -吡啶基)- 1 -丁醇(NNAL),与美国 0.5~4 岁的婴儿/学步儿童接触二手烟和三手烟的情况相似。

这项研究发现三手烟对小鼠健康造成了一定危害,择要分述如下。

(1) 增加中风及 2 型糖尿病风险:在暴露小鼠的肝脏中,三手烟刺激肝细胞中脂肪的积累(脂肪变性),与非暴露小鼠相比,三酰甘油显著增加,脂肪含量高于正常脂肪 5% 以上,表明脂肪变性已发展为非酒精性脂肪性肝病。这种暴露还会增加血液循环中三酰甘油和低密度脂蛋白的水平,而高密度脂蛋白则显著降低。肝脏代谢的这些变化可能对心血管疾病和中风有潜在的影响。暴露于三手烟的小鼠显示出糖尿病前期的空腹血糖水平也不足以利用胰岛素来控制血糖水平。所有这些结合起来会导致代谢综合征,从而增加中风和 2 型糖尿病的可能性。

(2) 导致肺损伤及伤口愈合并发症:三手烟暴露组小鼠肺泡壁较未暴露组增厚。进一步研究表明,肺组织中促炎细胞因子水平升高,抗炎细胞因子水平降低。这一结果表明,暴露于三手烟会导致肺部出现促炎性环境,这可能会增加长期暴露于三手烟的人发生纤维化的风险。同样,三手烟暴露小鼠的伤口愈合时间更长,并且表现出有利于重新开放的特征,例如上皮的严重角化。此外,在炎症反应和创伤反应中起重要作用的基因表达减少。

（3）导致行为活跃：当观察行为时，接触三手烟的小鼠比未接触三手烟的小鼠更活跃，移动速度更快。这些数据与暴露于烟草烟雾中的人比未暴露于烟草烟雾中的人更活跃的研究结果一致。

此外，动物实验也发现三手烟暴露的小鼠表现出增强的血小板聚集和分泌反应以及增强的整合素活化；在血栓形成模型中发现三手烟暴露缩短了小鼠尾部出血时间和闭塞时间，因此，三手烟暴露会增加血栓形成的风险。还有研究发现，NNK 和 NNA 暴露导致胎鼠肺泡上皮间质的破坏，出现脂肪成纤维细胞向肌成纤维细胞的转化，提示三手烟成分可能是子宫内烟雾暴露诱导肺损伤的新因素。

2. 人类细胞学研究

三手烟对人类细胞造成遗传性损伤：对三手烟在人类细胞中的潜在遗传毒性进行的评估发现，NNA 可损伤/断裂 DNA 链，诱导次黄嘌呤磷酸核糖转移酶 1（HPRT）基因（在核苷酸代谢中起关键作用）和聚合酶 β（POLB）基因（负责 DNA 损伤修复）的氧化损伤。NNA 引起的损伤类型可导致 DNA 碱基突变，进而导致"不受控制的细胞生长和肿瘤的形成"。

3. 临床观察及研究

（1）对儿童的危害：三手烟通过残留物的形式产生危害，其在室内残留的时间相当长（吸烟后的烟雾会在室内残存至少 200 天），即使烟熄灭后它们依然存在。三手烟有害物质会通过三种途径进入人体：一为通过呼吸道进入体内，进而导致孩子发生疾病。婴幼儿父母或其他家人经常在家吸烟，则孩子患支气管炎、肺炎的概率就比较高；如果孩子本身患有哮喘，三手烟中的有害物质会增加呼吸道黏膜的敏感性，从而诱发哮喘的反复发生，增加发生哮喘的次数。二为从消化道进入。婴儿、学步儿童和学龄儿童往往有频繁的手到嘴的活动，这可能导致三手烟的摄入增加。孩子接触了污染的沙发、衣服等，有害物质会顺着口进入消化道，这些有害物质会刺激到胃肠道，影响孩子的食欲。三为皮肤接触。婴幼儿因其活动特点，更容易近距离接触残留在环境中的有害物质，如只会爬行的婴儿可能通过皮肤沾染化学物质。长期接触三手烟可能会增加某些认知和神经系统疾病的风险，如学习障碍、注意力缺陷和/或肌肉和骨骼生长减少，这些疾病通常以往只归因于一手烟和二手烟。

（2）对成人的危害：目前关于三手烟对成人影响的研究尚处于起步阶段。我国学者在一项 973 名参与者的研究中，发现 725 人（74.5%）在怀孕期间接触过三手烟,而248人(25.5%)没有;进一步在logistic回归模型中,与从未接触过被动吸烟的产妇相比,接触三手烟的产妇患产后抑郁症的风险更高(OR=1.71,95% CI:1.12~2.60)。令人可喜的是,2019年加州大学的Talbot团队完成了全球首个关于三手烟的人体研究。该研究结果提示,健康女性在被三手烟污染的环境中停留3个小时,鼻腔上皮细胞就会有389个基因表达异常,而其中的许多基因与线粒体活性、氧化应激、DNA修复、细胞存活和细胞死亡抑制等细胞活动的增加有关。这必将为今后的三手烟对人类健康的影响研究打下重要的基础。

四、三手烟的检测

目前检测三手烟污染最常用的方法是通过表面擦拭采样来分析环境中尼古丁和可替宁的浓度。其他常用标志物包括烟草特有的亚硝胺类物质,如NNK和多环芳烃。可替宁既是烟草中的生物碱,也是尼古丁的主要代谢产物,其半衰期比尼古丁要长(10~40小时);此方法快速、简单,能很好地反映室内空气中的尼古丁浓度。三手烟的环境检测常采用两种或数种标志物,通过检测它们的量和测定它们的比例,可以更好地反映不同污染物在不同期间的消长情况。西班牙学者对成人烟草使用和被动暴露进行了问卷调查,并采集唾液样本进行可替宁测定,结果发现二手烟和三手烟暴露者唾液可替宁浓度为(0.34±0.16)ng/ml,仅三手烟暴露者为(0.22±0.15)ng/ml,声明不接触二手烟和三手烟者为(0.11±0.04)ng/ml(P值<0.001)。回归模型显示,与未暴露组比较,在暴露于二手烟和三手烟的人群中和仅暴露于三手烟的人群中的可替宁浓度在统计学上显著增加。与三手烟组相比,暴露于二手烟和三手烟组的可替宁浓度无统计学显著差异。该研究提示,在家中接触三手烟的人唾液中可替宁的含量是可以量化的。在家中接触二手烟和三手烟的人之间,可替宁水平没有发现差异。这也许为检测人群三手烟负荷提供了一种新方法。

五、三手烟的认知情况

研究表明,在认识到二手烟对他人的危害后,许多烟民为避免对婴幼儿造成烟草危害而改变了吸烟习惯,他们尽量选择孩子不在家时吸烟,或在露天空旷处、家中阳台、厨房等孩子不在场的场所吸烟,或通常认为在抽烟后开窗换气、用风扇将烟雾吹散就可以避免自己的二手烟产生危害,但是这样是不能消除三手烟危害的。研究表明,即使是室外吸烟,吸烟者家庭的婴幼儿体内尼古丁的含量仍高出没有吸烟者家庭婴幼儿的 7 倍。在我国,为了解呼吸疾病患儿父母对三手烟暴露的知识、态度及行为现状,郑州大学第一附属医院小儿内科 2018 年 9 月至 2019 年 2 月对 330 名呼吸系统疾病患儿的父母进行三手烟暴露知信行调查问卷结果发现:患儿父母对三手烟暴露的知信行水平较低,尤其是教育水平较低的家中有吸烟者和自身是非吸烟者的农村父母。因此,我国三手烟的认知状况不容乐观,尚需大力宣讲普及相关知识。

六、如何避免三手烟的危害

对于如何避免三手烟的危害,美国儿科学会给出了以下建议:不要在家里或车里吸烟;不要让孩子或宠物靠近吸烟的人;电子烟也会产生三手烟,应被当作传统烟草制品对待;保护孩子免受三手烟危害的最彻底的方式就是戒烟。除此以外,我们能做到的还有以下几点:对有污染的环境经常进行清洁,打扫通风系统,更换地毯及其他家用织物等;有条件的话,建议室内使用空气净化器,并定时更换滤芯;吸烟者尽量保持个人卫生,勤洗澡,勤更换衣服;引导儿童经常进行户外活动,不要在吸过烟的环境中长时间停留;坚持有氧运动、均衡饮食,可以提高整个机体的免疫能力。

(刘瑞麟)

【参考文献】

[1] Löfroth G. Environmental tobacco smoke: overview of chemical composition and genotoxic components [J]. Mutat Res. 1989,222(2):73-80.

[2] Kim HJ, Shin HS. Determination of tobacco-specific nitrosamines in replacement liquids of electronic cigarettes by liquid chromatography-tandem mass spectrometry [J]. J Chromatogr A. 2013,1291:48-55.

[3] Hecht SS. Biochemistry, biology, and carcinogenicity of tobacco-specific N-nitrosamines [J]. Chem Res Toxicol. 1998,11(6):559-603.

[4] Zagà V, Lygidakis C, Chaouachi K, et al. Polonium and lung cancer [J]. J Oncol. 2011:860103.

[5] Liu X, Lugo A, Spizzichino L, et al. Heat-not-burn tobacco products: concerns from the Italian experience [J]. Tob Control. 2019,28(1):113-114.

[6] Siddiqi K, Shah S, Abbas SM, et al. Global burden of disease due to smokeless tobacco consumption in adults: analysis of data from 113 countries [J]. BMC Med. 2015, 13:194.

[7] Zheng Y, Ji Y, Dong H, et al. The prevalence of smoking, second-hand smoke exposure, and knowledge of the health hazards of smoking among internal migrants in 12 provinces in China: a cross-sectional analysis [J]. BMC Public Health. 2018,18(1): 655.

[8] Xi B, Liang Y, Liu Y, et al. Tobacco use and second-hand smoke exposure in young adolescents aged 12 – 15 years: data from 68 low-income and middle-income countries. Lancet Glob Health [J]. 2016,4(11): e795 – e805.

[9] Braun M, Klingelhöfer D, Oremek GM, et al. Influence of second-hand smoke and prenatal tobacco smoke exposure on biomarkers, genetics and physiological processes in children: an overview in research insights of the last few years. Int J Environ Res Public Health [J]. 2020,17(9): 3212.

[10] Eng L, Qiu X, Su J, et al. The role of second-hand smoke exposure on smoking cessation in non-tobacco-related cancers [J]. Cancer. 2015,121(15): 2655 – 63.

[11] Kuehni CE, Barben J. Protecting children from second-hand smoke [J]. Eur Respir J. 2015,46(3): 601 – 3.

[12] Sabanayagam C, Shankar A. The association between active smoking, smokeless tobacco, second-hand smoke exposure and insufficient sleep [J]. Sleep Med. 2011,12 (1): 7 – 11.

[13] Ruprecht AA, De Marco C, Pozzi P, et al. Outdoor second-hand cigarette smoke significantly affects air quality [J]. Eur Respir J. 2016,48(3): 918 – 20.

[14] Cai L, Wu X, Goyal A, et al. Multilevel analysis of the determinants of smoking and second-hand smoke exposure in a tobacco-cultivating rural area of southwest China [J]. Tob Control. 2013 Sep; 22 Suppl 2(Suppl 2): ii16 – 20.

[15] Winickoff JP, Friebely J, Tanski SE, et al. Beliefs about the health effects of "third hand" smoke and home smoking bans [J]. Pediatrics. 2009,123(1): e74 – 9.

[16] Bahl V, Jacob P, Havel C, et al. Third hand cigarette smoke: factors affecting exposure and remediation [J]. PLoS One. 2014,9(10): e108258.

[17] Rehan VK, Sakurai R, Torday JS. Third hand smoke: a new dimension to the effects of cigarette smoke on the developing lung [J]. Am J Physiol Lung Cell Mol Physiol. 2011,301(1): L1 – 8.

[18] Martins-Green M, Adhami N, Frankos M, et al. Cigarette smoke toxins deposited on surfaces: Implications for human health [J]. PLoS ONE. 2014,9(1): e86391.

[19] Hill SC, Liang L. Smoking in the home and children's health [J]. Tob Control. 2008, 17(1): 32 – 7.

[20] Pozuelos GL, Kagda MS, Schick S, et al. Experimental acute exposure to third hand smoke and changes in the human nasal epithelial transcriptome: a randomized clinical trial [J]. JAMA Netw Open. 2019,2(6): e196362.

[21] Matt GE, Quintana PJ, Zakarian JM, et al. When smokers move out and non-smokers move in: residential third hand smoke pollution and exposure [J]. Tob Control. 2011,

20(1): el.

[22] Wang L, Fu K, Li X, et al. Exposure to third-hand smoke during pregnancy may increase the risk of postpartum depression in China [J]. Tob Induc Dis. 2018,24;16: 17.

[23] Min K, Guo P, Chen D, et al. Direct and quantitative in-situ analysis of third-hand smoke in and on various matrices by ambient desorption corona beam ionization mass spectrometry [J]. Talanta. 2020,219: 121330.

[24] Lidón-Moyano C, Fu M, Pérez-Ortuño R, et al. Third-hand exposure at home: Assessment using salivary cotinine [J]. Environ Res. 2021 May; 196: 110393.

第三章

烟草的成瘾性和危害

第一节

烟草的成瘾性

一、相关概念

人类在认识客观世界和主观世界的漫长过程中，总是不自觉地使用能够影响自己精神活动的物质，其目的就是能够使自己"感觉好一点，痛苦少一点，能力强一点"。事实上，人类的这种"追求"从来没有停止过。可以说，目前人类社会所面对的绝大多数物质滥用问题就是这种主观追求的客观结果。本节我们介绍与成瘾行为有关的概念。

精神活性物质：又称为成瘾物质或药物。指来源于体外、能影响人类精神活动（如思维、情绪、行为或改变意识状态），并能使用药者产生依赖的所有化学物质。吸食者使用这些物质的目的在于获得或保持药物带来的某些特殊的心理和生理状态。这类物质分为合法（如酒精、烟草、咖啡因等）和非法的精神活性物质（如海洛因、冰毒、大麻等）。

耐受性：是指使用者反复使用精神活性物质后，使用原来的剂量达不到既往效果，必须增加剂量方能获得既往效果，导致使用量越来越大。耐受性将随着停止用药而逐渐消失，机体对药物又恢复到原来的敏感程度，此时若使用原来的剂量，就可能造成严重中毒。

戒断综合征：指停止使用药物或减少使用剂量或使用拮抗剂占据受体后所出现的特殊的、令人痛苦的心理和生理症状，其机制是长期用药后突然停药所引起的适应性反跳。不同药物的戒断综合征表现不同，一般表现为与所使用的药物药理作用相反的症状和体征。戒断综合征的严重程度与所使用物质的品种、剂量、使用时间、使用途径以及停药速度等有关，再次使用所依赖物质或同类物质可迅速缓解戒断综合征。

有害性使用/滥用：在 ICD 诊断分类系统的有害使用是指精神活性物质使用导致健康损害，包括躯体的（如注射毒品导致肝炎）或心理的（如饮酒后抑郁发作等），有害使用常常不可避免导致社会不良后果。

与"有害性使用"类似的概念是《美国精神障碍诊断与统计手册》第 4 版（DSM - 4）的"滥用"。滥用是一种适应不良的行为方式，导致有临床意义的损害，如不能完成工作、学业或者家务等；反复物质使用可能导致意外损害，如酒后驾车；或者出现法律纠纷；或者人际关系损害等。所以，滥用强调的是社会不良后果。目前 DSM - 5 将"依赖"与"滥用"合并，统称"物质使用障碍"。

依赖综合征/成瘾：是一组认知、行为和生理症状群，个体尽管明白使用成瘾物质会带来明显的问题，但还在继续使用，自我用药的结果导致耐受性增加、戒断症状和强迫性觅药行为。强迫性觅药行为是指使用者不顾一切后果而使用药物，是自我失控的表现。依赖可分为躯体依赖（也称生理依赖）和精神依赖（也称心理依赖）。躯体依赖指反复用药导致的一种适应状态，以致需要药物持续存在于体内才能维持其正常功能，若中断就会产生戒断综合征，躯体依赖常随耐受性的形成而产生。精神依赖指对药物的行为失控、强烈渴求，以期获得用药后的特殊快感，呈现强迫性觅药行为。

成瘾是一个在日常生活与学术领域中被广泛使用的术语，与依赖的概念类似，两者在精神科、神经科等领域可以交互使用。

渴求：是指强烈期望再次获得精神活性物质的效应，实际上就是我们常说的"心瘾"，也就是对成瘾物质的心理依赖。它普遍存在于药物依赖者之中，使药物依赖者产生无法克制的觅药冲动；同时，药物渴求又是药物依赖者脱瘾治疗后反复发作的主要因素之一。

二、烟草成瘾的临床表现

尼古丁是烟草中最关键的物质,烟草成瘾的实质就是尼古丁依赖。早在1988 年,美国健康总署(U. S. department of health and human services)就指出,吸烟会上瘾,尼古丁是烟草中导致上瘾的物质,尼古丁成瘾与其他药物(如海洛因和可卡因)成瘾一样强。尼古丁对精神的积极作用包括愉悦、刺激和情绪调节,减少焦虑和压力。吸烟者在吸第一支烟时经常会感到愉悦和提振精神,吸烟可以在白天重复性的工作中产生提神和增加注意力的作用,在紧张或晚上睡觉时产生放松的作用。然而,人们对尼古丁的耐受性会增强,甚至在一天之内,每一支烟所带来的愉悦感都会减弱。随着尼古丁水平的下降,戒断症状出现,与尼古丁相反的作用就会出现。因此,一个戒了烟的人可能会感到焦虑、易怒和抑郁,并难以集中注意力。故许多吸烟者尝试戒烟,但往往不成功。吸烟者在试图戒烟或减少吸烟数量时都有戒断症状,其中,对烟的渴望或强烈欲望是最常见的戒断症状。专家们试图确定人们在产生尼古丁依赖之前会抽多久的烟,有研究指出,开始吸烟后 1~2 年内可能会出现尼古丁依赖。有学者认为,对尼古丁依赖的易感性与个体对尼古丁的高敏感性有关。正因为如此,一些吸烟者很快就会上瘾,而另一些则不会。该研究模型认为,决定依赖程度的体质因素和敏感性,加上社会和环境条件,会影响一个人是否继续吸烟并成为尼古丁依赖者。吸烟者对尼古丁产生依赖后,主要有以下三个方面的表现。

(1)耐受性增加:多数吸烟者在首次吸烟时不能适应烟草的味道,因此在开始吸烟的一段时间内,吸烟量并不大。但随着吸烟时间的增加,吸烟量会逐渐增多,重度吸烟者每天吸烟超过 60 支。然而,这对一个非吸烟者来说是完全不能耐受的。

(2)戒断症状:停用烟草后,体内的尼古丁水平会迅速下降。通常在停用后的一天内开始出现戒断症状,包括渴求、易激惹、焦虑、抑郁、不安、头痛、唾液腺分泌增加、注意力不集中、睡眠障碍、血压升高或下降、心率加快等。由于尼古丁有抑制食欲的作用,戒断后部分患者还会出现食欲、体重增加。戒断症状通常在最后一次吸烟后约 2 小时内开始出现,在 24~48 小时内达到高峰,前两周内最为强烈,并在接下来的 10 天至几周内逐渐下降。轻度抑郁(烦躁不安和兴趣减退)和食欲增加可能会持续数月。在一项研究中,戒烟 12 个月后,体重平均增加4~5 kg,尽管大多数体重增加是在前 3 个月。但一些患者在特定环境下对烟草的渴求会持续更长时间,甚至超过 1 年。

(3) 行为失控:多数烟草依赖者知道或部分知道吸烟的危害,并愿意戒烟或控制吸烟量,但经多次尝试后往往以失败告终,部分吸烟者甚至在罹患吸烟相关疾病后仍不能控制自己,无法做到彻底戒烟。烟草依赖是一种慢性高复发疾病,大多数吸烟者在戒烟后会有复吸的经历。研究表明,在没有获得任何戒烟帮助的吸烟者中,只有不到 3% 的吸烟者能在戒烟后维持 1 年以上不吸烟;即使获得戒烟帮助,吸烟者在戒烟成功之前,一般也会经历多次戒烟失败。

三、烟草依赖的诊断

对烟草依赖的诊断标准主要包括 WHO 国际疾病分类诊断标准(ICD - 10)和《美国精神障碍诊断与统计手册》第 5 版,即(DSM - 5)。目前国内临床上最常采用的是 ICD - 10。

1. 烟草依赖综合征诊断标准

根据 ICD - 10,诊断烟草依赖综合征通常需要在过去 1 年内体验过或表现出下列 6 条中的至少 3 条:

- 对吸烟的强烈渴望或冲动感。
- 对吸烟行为的开始、结束及剂量难以控制。
- 当吸烟被终止或减少时出现生理戒断状态。
- 耐受性的增加,如必须使用较高剂量的烟草才能获得过去较低剂量的效应。
- 因吸烟逐渐忽视其他的快乐或兴趣,在获取、使用烟草或从其作用中恢复过来所花费的时间逐渐增加。
- 固执的吸烟而不顾其明显的危害性后果,如过度吸烟引起相关疾病后仍然继续吸烟。

2. 尼古丁依赖严重程度评定

目前世界上公认的尼古丁依赖标准评估量表为 1990 年由 Fagerstrom 所制定的尼古丁依赖检验量表(Fagerstrom test for nicotine dependence,FTND)。FTND≥5 分表示严重依赖,≤4 分表示轻至中度依赖。(附表 1)

3. 电子烟成瘾性评价

目前国际上评价电子烟依赖程度较为常用的是 Penn Stat 电子烟依赖指数(Penn Stat electronic cigarette dependence index)。(表 3 - 1)

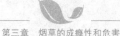

表 3-1 Penn Stat 电子烟依赖指数

问　　题	分数
1. 通常你每天使用多少次电子烟?（设定使用约 15 喷或至少 10 分钟为 1 次）	
得分：0～4 次/天＝0，5～9 次/天＝1，10～14 次/天＝2，15～19 次/天＝3，20～29 次/天＝4，≥30 次/天＝5	
2. 在可以自由使用你的电子烟的日子里,醒后多久你会第一次使用你的电子烟?	
得分：0～5 分钟＝5，6～15 分钟＝4，16～30 分钟＝3，31～60 分钟＝2，61～120 分钟＝1，≥121 分钟＝0	
3. 你有时会在夜间醒来使用你的电子烟吗?	
得分：是＝1,否＝0	
4. 若是,每周专为使用电子烟醒来的夜晚有几个?	
得分：0-1 晚＝0，2-3 晚＝1，4＋晚＝2	
5. 目前你使用电子烟是否是因为它真的很难被戒断?	
得分：是＝1,否＝0	
6. 你是否曾对使用电子烟有强烈的渴望?	
得分：是＝1,否＝0	
7. 在过去的 1 周,对使用电子烟的渴望有多强烈?	
得分：无/轻度＝0,中/重度＝1,非常重/极重＝2	
8. 在你被要求不使用电子烟的地方,是不是很难忍住?	
得分：是＝1,否＝0	
当你一段时间没有使用电子烟或当你努力停止使用时……	
9. 你会不会因为无法使用电子烟而感觉更加易怒?	
得分：是＝1,否＝0	
10. 你会不会因为无法使用电子烟而感觉紧张、烦躁或焦虑?	
得分：是＝1,否＝0	
总分	

分级标准：0～3 分＝无依赖；4～8 分＝低度依赖；9～12 分＝中度依赖；≥13 分＝高度依赖。

4. 尼古丁成瘾的神经生物学机制

尼古丁是一种生物碱,在烟草植物(*Nicotiana tabacum*)的叶子中浓度最高。烟草中约95%的生物碱含量为尼古丁,5%的次要生物碱包括安那巴辛、安那他品和去甲可替宁。烟草植物中的尼古丁很容易提取,几乎只用于尼古丁药物和电子烟。当被人体吸入时,尼古丁会在15～20秒内迅速进入肺、动脉血和大脑,产生成瘾相关的作用。与其他途径的尼古丁给药相比,吸入尼古丁向大脑的快速传递被认为是导致尼古丁滥用的一个重要因素。吸烟者平均从一支烟中吸收1～1.5 mg的尼古丁,尼古丁的平均半衰期为2小时,但半衰期受遗传和环境因素的影响。经常吸烟的人,血液中的尼古丁水平会在4～6小时内上升,白天稳定在高浓度水平,然后在夜间下降。因此,尽管每一支烟都会产生一个动脉尼古丁峰值,并在抽完烟后迅速下降,但对于每天经常吸烟的人来说,大脑每天24小时都暴露在尼古丁中。尼古丁主要由肝脏酶CYP2A6代谢,CYP2A6的活性受到遗传和环境因素的强烈影响,尼古丁主要代谢物为可替宁,可替宁已被广泛用作尼古丁暴露的生物标志物。雌激素及各种食物和药物都会影响尼古丁的新陈代谢。新陈代谢的速度会影响吸烟行为,快代谢者每天会吸更多的烟。

尼古丁作用于遍及神经系统的烟碱乙酰胆碱受体(nAChRs),乙酰胆碱是一种神经递质,作用于身体几乎所有的器官,同样,尼古丁影响着身体几乎所有的器官。每个受体由五个亚基组成,nAChRs的许多亚型存在于大脑中,大脑中有11个nAChR亚基,包括α2～α7、α9、α10、β2～β4。当尼古丁与nAChR的外部结合时,一个离子通道就会打开,允许钙、钠或钾离子内流。吸烟对情绪、认知和放松的效应被认为是通过尼古丁对突触前nAChR的刺激产生的。激活这些受体可促进各种神经递质的释放,例如:多巴胺,它是产生愉悦感的信号;去甲肾上腺素和乙酰胆碱,增强警惕性和认知功能;谷氨酸,可以增强记忆力和学习能力;5-羟色胺,能够影响情绪;γ-氨基丁酸(GABA)和内啡肽,可以减轻压力和焦虑。

5. 尼古丁依赖的神经生物学机制

尼古丁影响中脑边缘多巴胺系统,这是成瘾神经生物学的中心。尼古丁与腹侧被盖区nAChR结合,然后激活伏隔核中的多巴胺神经元。多巴胺神经元的放电受氨基丁酸能神经元和谷氨酰胺能神经元调节,谷氨酰胺能神经元增强放电,而氨基丁酸能神经元抑制放电。高亲和力的α4β2 nAChRs位于抑制性的

GABA 能神经元位点上，而 α7 nAChRs 位于兴奋性的谷氨酰胺能神经元位点上。尼古丁对抑制作用的 GABA 能神经元迅速脱敏，而对 α7 nAChRs 的脱敏相对缓慢。因此，随着时间的推移，尼古丁暴露会导致多巴胺神经元持续激活，这些行为可能会促进尼古丁的奖励效应。尼古丁也可能通过与阿片受体和大麻受体的相互作用与其他滥用物质相互作用。各种 nAChR 亚基的重要性已经通过基因敲除的小鼠证实，β2 nAChR 亚单位是尼古丁相关奖赏效应所必需的，β4 nAChR 亚基影响尼古丁的戒断症状，α6 nAChR 亚基在多巴胺能神经元的激活中很重要，α5 nAChR 亚基调节尼古丁的厌恶效应。厌恶尼古丁似乎是成瘾的一个重要决定因素，因为具有 α5 nAChR 亚单位基因变异且厌恶程度较低的人有较高的尼古丁依赖风险。

随着长期接触尼古丁，大脑结构会发生变化。最显著的是 nAChRs 上调，大脑许多部位的 nAChR 密度增高。这种上调被认为是对 nAChR 脱敏的反应，但最近的研究表明，上调是通过"陪伴（chaperoning）"的机制发生的。也就是说，尼古丁似乎与细胞内的 nAChR 结合，以促进组装，并伴随受体到细胞膜上。nAChRs 的上调被认为与躯体依赖的发展有关，包括尼古丁暴露停止后出现的戒断症状。据推测，尼古丁存在时不活跃的上调受体在尼古丁戒断期间又变得敏感起来。

另外两个神经递质系统似乎在尼古丁依赖中起着重要作用。下丘脑泌素是一种神经肽，能调节尼古丁对大脑奖赏中枢的影响，研究发现它能影响动物对尼古丁的自我给药。岛叶皮层含有高密度的下丘脑泌素-1 神经元。与没有大脑损伤的住院吸烟者相比，中风后岛叶皮层损伤的住院吸烟者，其渴求和戒断症状快速、持续地降低。

反复接触尼古丁会对尼古丁的许多作用产生耐受性。随着时间的推移，大脑适应了持续的变化，使大脑功能和相关行为正常化。当停止尼古丁暴露，脑功能紊乱出现戒断症状。尼古丁戒断导致参与下丘脑、垂体、肾上腺应激反应的促肾上腺皮质激素释放因子（CRF）系统的激活。戒断症状，如焦虑和压力，被认为至少部分是由多巴胺能系统的相对不活跃和 CRF 系统的过度活跃所介导的。CRF 受体拮抗剂可减少尼古丁戒断的焦虑作用，并减少戒断状态下尼古丁的自我给药。

对尼古丁的依赖似乎会因烟草烟雾中的其他化学物质而增强。例如，乙醛可以增加动物对尼古丁的自我给药。烟草烟雾中的特殊化学物质会抑制大脑中单胺氧化酶(monoamine oxidase，MAO)的活性。MAO 催化多巴胺、去甲肾上腺素和 5-羟色胺的分解，这些都是介导尼古丁奖赏效应的神经递质。在动物实验中，使用抑制 MAO 的药物会增强尼古丁的自我给药。MAO 抑制剂已经被用于治疗抑郁症。精神疾病患者，包括抑郁症患者，更有可能吸烟，而且依赖性更强。有一种理论认为，烟草中的 MAO 抑制剂对抑郁的吸烟者可能有益，所以突然停用烟草会产生抑郁、焦虑症状。但延长戒烟时间通常会改善情绪，包括患有抑郁症等精神疾病的吸烟者。

（杜江，王海红）

第二节

烟草对全身器官系统的损害

　　烟草危害是当今世界最严重的公共卫生问题之一。目前全球有 13 亿人在吸烟，每年导致全球近 800 万人死亡，在我国每年死于烟草相关疾病的人数约为 100 万。吸烟相关死亡的 3 个主要病因是动脉粥样硬化性心血管疾病、肺癌和慢性阻塞性肺疾病(chronic obstructive pulmonary disease，COPD)。

　　总之，吸烟有害健康，确实对人体呼吸系统、循环系统、消化系统、内分泌系统等全身器官系统功能都能造成损害。

一、对口腔的损害

　　每一支烟从燃烧的一刻起，可以释放 7 000 多种物质，其中有毒有害物质数百种，致癌物如煤焦油、多环芳烃类化合物、苯、砷、丙烯酰胺等至少 70 种。主动吸烟的人群，烟草烟雾首先进入口腔及咽喉，或通过鼻咽部进入咽喉，与呼吸道的黏膜直接接触后，其中包含的有害成分会被呼吸道黏膜吸收并进入血液内部，跟随血液的循环被送至远处。吸烟会损害口腔健康，是口腔黏膜白斑的直接致病因素，还与口腔癌、牙周病的发生、发展有密切关系。

　　(1) 吸烟与口腔癌：烟草对呼吸道的损害中首先得提出的是口腔癌。除了烟雾中有毒有害物质直接刺激口腔黏膜，烟草燃烧的温度也比正常体温高，直接影响口腔和舌面等引起口腔黏膜等的病变,大部分口腔癌都属于鳞状上皮细胞癌,而吸烟就是引发口腔癌的主要病因之一。临床研究证明,吸烟的人群比不吸烟的人群患上口腔癌的概率要高很多,而且口腔癌患者大多具有多年的吸烟史,吸烟的量也普遍较大。口腔癌的临床症状是口腔反复出血、麻木、灼热或者有干燥感,口腔癌患者在说话或者进行吞咽动作时会出现困难,对人们的正常生活和身体造成严重影响,也能影响寿命。

（2）吸烟与牙周病：每天吸烟的数量与发生牙周病（包括牙龈炎和牙周炎）的风险增加有关。一项大型人群调查研究中,既往吸烟者发生牙周炎的风险随戒烟后年数的增加而下降。还有研究显示,烟草中的尼古丁还可影响牙周膜细胞中碱性磷酸酶、骨桥蛋白、骨钙素 mRNA 的表达,与牙周炎的发展也呈显著的正相关。

二、对呼吸系统的损害

（1）吸烟与 COPD：吸烟是影响 COPD 发生发展的重要病因。我国 40 岁以上人群 COPD 患病率高达 13.7%,其中 COPD 患者吸烟率为 40.0%。COPD 主要的病理学特征是气道的慢性、持续性炎症和肺气肿。烟草燃烧后会释放尼古丁、焦油、氢氰酸等有害物质,吸入肺部后能诱发周围气道和肺实质的炎性反应,激活炎性细胞,包括巨噬细胞、中性粒细胞等,释放大量炎性因子和炎性介质,也可激活与多种炎症因子调控有关的核转录因子（NF - κB）,加剧气道炎症反应。烟雾中有害物质也能直达肺泡深部,造成气道上皮细胞受损,增加黏液分泌,抑制纤毛运动功能,降低气道净化功能。其中炎性介质 IL - 8 是中性粒细胞（PMN）的强趋化剂和活化剂,引起 PMN 在肺部大量、持续聚集。PMN 一方面释放弹性蛋白酶等多种蛋白水解酶,造成肺局部的蛋白酶-抗蛋白酶失衡,破坏自身组织结构,损伤肺组织和肺泡壁,最终导致肺气肿形成;另一方面引发呼吸爆发,释放大量氧自由基和花生四烯酸代谢产物,导致细胞膜通透性增高,引发肺组织的损伤。

一项动物实验表明,烟草烟雾能导致小鼠气道重构,缩小小气道管腔,诱发 COPD 的发生。吸烟所致氧化应激失调,是导致 COPD 患者血清炎性因子升高的主要原因。

此外,吸烟对 COPD 患者肺功能康复也将产生不利的影响,可能也与吸烟刺激炎性因子分泌、拮抗细胞免疫功能等因素有关。

(2) 吸烟与支气管哮喘：气道炎症是支气管哮喘（简称哮喘）发作的一个重要特征，与白三烯和组蛋白去乙酰化酶 2（HDAC2）蛋白表达密切相关。哮喘反复发作的重要病理基础是气道重塑。Ⅲ 型胶原蛋白沉积是哮喘患者开始气道重塑的标志。转化生长因子 β1（TGF - β1）能够刺激成纤维细胞向成肌纤维细胞的转化，促使纤维连接蛋白和胶原蛋白，尤其是Ⅲ型胶原蛋白在基底膜的沉积。

研究证实，吸烟可使致敏大鼠气道白三烯生成限速酶 5 - 脂氧合酶及其 mRNA 表达增多，加重哮喘的气道炎症。有学者研究发现，吸烟哮喘大鼠气道壁厚度及Ⅲ型胶原蛋白和 TGF - β1 mRNA 表达水平均增高，因此推断 TGF - β1 mRNA 的过度表达导致气道上皮下Ⅲ型胶原蛋白沉积可能是吸烟导致哮喘气道重塑的途径之一。国外研究显示，吸烟哮喘患者应用白三烯受体拮抗剂孟鲁司特可明显改善清晨 PEF 值。吸烟可使致敏大鼠气道 HDAC2 蛋白表达水平降低，使其对炎症基因的抑制作用减弱，导致炎症基因转录增强和炎症蛋白表达增加，从而加重哮喘的气道炎症。

另有研究发现，吸烟致敏大鼠肺组织金属蛋白酶组织抑制因子 1 表达增强，特异性抑制基质金属蛋白酶 9 活性，抑制基质降解，引起基质沉积，可能是吸烟导致哮喘气道重塑的又一途径。

(3) 吸烟与肺癌：肺癌是全世界最常见的癌症之一，也是癌症死亡的主要原因，肺癌是全世界男性癌症死亡的首要原因，而在女性中排第 2 位。世界卫生组织癌症研究机构最新发布的 2020 年全球癌症负担数据显示，全球新发肺癌 220 万例，死亡 180 万例；其中中国新发 82 万例，男性 54 万例，死亡 71 万例。在 1912 年，人们首次提出吸入烟草烟雾可能导致肺癌，烟草中的致癌物质需经过体内酶系统的代谢激活，形成亲电子产物，后者与 DNA 上的特异位点结合形成共价 DNA 加合物，导致基因突变。据 Phillips 等研究报道，发现 DNA 加合物水平与吸烟数量呈线性相关。还有一项动物实验证明，烟草烟雾的冷凝集物可强烈地、重复性地诱发大鼠和小鼠肺肿瘤。男性和女性吸烟习惯的差异反映了流行病学肺癌发病率的改变，随着女性吸烟增至与男性极为相似的水平，女性肺癌发病率也增加。

此外，烟草暴露强度与肺癌相对危险度之间存在量-效关系。吸雪茄或用烟斗吸烟也会增加肺癌风险，但可能比吸卷烟的风险低。一项队列研究对 1546 例只吸雪茄者和 16 228 例不吸烟者随访了 24 年，结果显示，吸雪茄者的肺癌风险更高(RR 2.1, 95% CI 1.1~4.1)。两者之间存在量-效关系:一天吸雪茄≥5支的男性患肺癌的风险较大。二手烟、三手烟也是肺癌的重要原因。二手烟属于环境烟草烟雾暴露(即被动吸烟),其强度远低于主动吸烟,但可能比主动吸烟开始得更早,暴露于致癌物的时间也更长。

在欧美国家,随着男性吸烟人数的下降,男性肺癌发病率先是达到平台,之后稍下降;女性肺癌发病率的增加明显延迟。

吸烟也与其他慢性肺疾病相关,包括感染结核病、肺炎球菌性肺炎、军团病、脑膜炎球菌病、流感、普通感冒以及呼吸性细支气管炎、肺间质疾病。

三、对心血管系统的损害

据估计,全球超过 10%的心血管疾病死亡都是由吸烟所致。吸烟是心血管疾病的独立危险因素。

(1) 吸烟与动脉粥样硬化:吸烟是心血管疾病发生、发展的重要危险因素,烟雾中的有害成分会直接损伤血管内膜,抑制 NO 生成,降低血管弹性,促进炎症因子和白细胞对血管壁的浸润,引起冠状动脉收缩、高凝状态加剧以及内皮功能障碍,从而启动或加重动脉粥样硬化。

另外,烟雾中的有害成分还会导致脂代谢紊乱,升高血液胆固醇、三酰甘油、低密度脂蛋白及氧化型低密度脂蛋白水平,降低高密度脂蛋白水平,这些因素也会易化动脉粥样硬化的发生和发展。

吸烟者冠状动脉粥样硬化性心脏病的发病率和病死率比不吸烟者增高 2~6 倍。吸烟引起机体肝酯酶活性增强,使胆固醇(TC)、三酰甘油、低密度脂蛋白(LDL-C)增加,特别是总胆固醇和高密度脂蛋白比值(TC/HDL-C)增加。美国人 Kannel 等研究指出,TC/HDL-C 比值对评估冠状动脉粥样硬化性心脏病的危险性颇有意义,当 TC/HDL-C>4.5 时冠状动脉粥样硬化性心脏病发生的危险性明显增加。三酰甘油能够增加 LDL-C 的生成,导致动脉粥样硬化,引起冠状动脉狭窄,其狭窄程度与吸烟指数呈明显正相关。无论主动吸烟或被动吸烟,均可使血小板黏附性聚集增加,促进血栓形成;同时引起缩血管物质释放增加,导致冠状动脉痉挛,后者是青年男性发生急性心肌梗死最重要的诱因。

(2) 吸烟与血液黏滞度:研究发现,烟雾中的物质可加速血小板活化和聚集,减少纤维蛋白降解,刺激红细胞增生,提高血液黏滞度,降低血流速度,增强血管收缩,降低脑血流量,这些因素均影响患者对氧气的摄入以及运输。所以,吸烟人群在手术麻醉中出现心肺功能并发症的概率,是正常人群发病概率的2~5倍。

(3)吸烟与高血压:大量临床研究发现,吸烟者高血压患病率显著高于不吸烟者,且随着吸烟量的增加高血压患病率也逐渐增加。美国的一项研究表明,当吸烟大于15支/天时与高血压的联系强度为高度。Talukder等发现烟草暴露可引起小鼠血压升高,其机制可能是烟草中的尼古丁通过兴奋交感神经,使心率增快,心脏搏出量增加,收缩压升高;吸烟产生大量缩血管物质引起小动脉血管壁痉挛,血管阻力增大,舒张压增高。同时,吸烟可引起脂质代谢异常,导致动脉粥样硬化,使血管顺应性减低,血压升高。

综合分析,吸烟与高脂血症、肥胖、高血压、心理压力、遗传因素、血液黏滞度增加均明显相关,因此吸烟为直接或间接导致心血管疾病的重要因素。而无论有无心血管疾病既往史,戒烟均与心血管事件(包括心肌梗死、心脏性猝死和脑卒中)的风险大幅降低相关。

四、对消化系统的损害

烟雾进入人体的口腔及咽喉,再经咽喉进入食管内,并行进到胃部甚至肠道,这部分气体可以与胃肠道黏膜进行直接的接触。无论是哪种吸收方式,烟草烟雾中的有害成分都能成功进入消化道内。人体的上消化道尤其是吸烟危害的重灾区,吸烟者会出现食欲不振等消化道不适症状,甚至还与反流性食管炎、食管癌、胃炎、胃溃疡、胃癌、胰腺癌等疾病有重要关系。

消化性溃疡是由于消化道黏膜的局部损伤因子与保护因子之间的不平衡所造成的。多项研究表明,大量吸烟特别是空腹吸烟可以增加消化性溃疡的发生率;持续吸烟导致溃疡长期不愈和复发,这也是难治性消化性溃疡的一个重要因素。一方面,吸烟能促进胃酸和胃蛋白酶的分泌,尤其是胃酸的分泌,破坏了胃十二指肠黏膜,促使溃疡形成;另一方面,吸烟可抑制碳酸氢盐的分泌,削弱中和十二指肠近端内酸性体液的能力,导致十二指肠持续酸化。此外,吸烟还可以通过降低血红蛋白携氧功能、黏膜防御功能、延缓胃排空等途径对溃疡产生不良影响。吸烟还与幽门螺杆菌感染相关,而已经十分明确幽门螺杆菌是消化性溃疡病的病原体,持续吸烟会增加幽门螺杆菌根除治疗的失败率。

吸烟还是食管癌、胃癌的危险因素。国外学者认为,不吸烟可使胃癌、食管

癌发生率至少降低 60％,吸烟者食管癌及胃癌发生率较不吸烟者高约 3.7 倍。一项 Meta 分析结果显示,吸烟与食管癌发病关联的 OR 值为 1.81、OR 95％ CI 为 1.47～2.24。每天吸烟量、吸烟持续时间(＞20 年)与食管癌发病呈正相关。吸烟与肝癌、胰腺癌、胆管癌、结肠癌也有一定关系。

五、对骨骼系统的损害

尼古丁可通过激活氧自由基来抑制成骨细胞分化和诱导破骨细胞吸收参与骨重塑,可以通过多种通路调控成骨细胞和破骨细胞的分化和矿化。流行病学和临床研究发现,吸烟与骨量减少、骨质疏松和骨折风险增加之间存在一定程度的关联。因为吸烟加速骨丢失,是女性髋部骨折的危险因素。

六、对生殖系统的损害

近年来,主动吸烟和被动吸烟的人数在全世界范围内增加,与快速增长的不孕率呈明显相关性。

(1) 吸烟对女性生殖功能的影响:据报道,育龄期妇女吸烟率也呈明显上升趋势,女性在吸烟过程中,烟草烟雾中的有毒物质通过降低胚胎植入率,减少卵巢中类固醇激素的生成和卵泡数量导致卵巢功能下降,生育能力降低。研究发现尼古丁和其代谢物可替宁可能影响处于成熟中的卵泡的发育潜能,降低促黄体生成素的峰值,抑制催乳素的释放,进而影响排卵。孕妇吸烟会导致流产、早产、妇女异位妊娠、胎儿宫内发育迟缓、出生低体重、围生期病死率上升和增加先天畸形的发生率,还能导致女性过早绝经,从而影响女性生殖的各个阶段。

(2) 吸烟对男性生殖功能的影响:调查显示吸烟量越大,烟龄越长,对睾丸功能的干扰越严重,男性阴茎勃起功能越可能有障碍。吸烟影响精子的数量和质量,影响体内性激素水平变化,甚至引起男性不育。Belcheva 等研究发现吸烟能够影响快速分裂精子细胞的生长发育。Künzle 等经过实验证明吸烟对精子受精功能具有不利的影响。经过调查研究证明,男性每天吸烟数量超过 30 支,发生精子畸形的概率就会增加 20％,且吸烟时间越长,男性所具备的畸形精子数量就越多,停止吸烟半年才能够让精子恢复到正常的质量。美国学者对 15 000 名儿童进行调查后发现,父母每天吸烟超过 20 支之后,其子女出现心脏瓣膜病、尿道狭窄等先天性疾病的概率要比不吸烟的高 50％。还有,父代尼古丁暴露,可加强子代对尼古丁的成瘾程度,影响后代的行为。

七、对内分泌系统的损害

(1)吸烟与糖尿病:吸烟主要通过增加胰岛素抵抗影响葡萄糖代谢。从长期来看,每天吸烟的数量与发生 2 型糖尿病的风险增加相关。这可能在一定程度上是由于尼古丁对胰岛素敏感性的影响。骨骼肌是机体廓清血糖最重要的组织(占机体 84% 以上)。吸烟明显降低骨骼肌细胞胰岛素受体基因表达、蛋白含量和骨骼肌葡萄糖转运子 4 的表达,使靶组织细胞利用葡萄糖的效率降低而导致胰岛素抵抗。此外,吸烟可使肿瘤坏死因子浓度增高而导致脂代谢紊乱,发生中心脂肪堆积形成腹型肥胖,最终导致胰岛素抵抗的发生。

(2)吸烟与甲状腺疾病:吸烟对甲状腺功能的影响有争议。体外实验证实吸烟导致血硫氰酸盐的含量增加,能够抑制甲状腺功能和促使甲状腺肿的发生,且与吸烟的程度成正比。一项 442 例的调查研究显示,非碘缺乏地区,吸烟并没有增加甲状腺体积和甲状腺异常回声,提示二者与吸烟状态没有内在联系。而在碘缺乏地区,吸烟者甲状腺的平均体积要比不吸烟者大,提示吸烟可在碘缺乏时诱发甲状腺肿。

(3)其他:吸烟还有其他不良健康影响,如糖尿病肾病及感染等。一项研究使用了 5 种大型队列研究(包括≥55 岁的 420 000 余例男性和 530 000 余例女性)的汇总数据进行分析,发现与从不吸烟者相比,当前吸烟者下述原因所致死亡的风险增加:肾衰竭(RR 2.0, 95% CI 1.7~2.3)、肠缺血(RR 6.0, 95% CI 4.5~8.1)、高血压心脏病(RR 2.4, 95% CI 1.9~3.0)、任何感染(RR 2.3, 95% CI 2.0~2.7)、乳腺癌(RR 1.3, 95% CI 1.2~1.5)和前列腺癌(RR 1.4, 95% CI 1.2~1.7)。该研究还发现,除肺炎、流感、COPD 和肺纤维化之外的呼吸系统疾病导致的死亡风险也增加(RR 2.0, 95% CI 1.6~2.4)。

吸烟是多种恶性肿瘤的主要危险因素。对于存在吸烟相关性癌症的吸烟者,戒烟也可能降低发生吸烟相关性第二恶性肿瘤的风险。

(段玉香)

第三节

烟草对青少年的危害

烟草依赖是一种成瘾性疾病,但是除了成瘾以外其往往与呼吸系统疾病、心脑血管疾病以及一系列可预防性死亡相关,已成为当前世界最严重的公共卫生问题之一。虽然青少年卷烟的使用率有下降趋势,但是其他烟草制品的使用率甚至有上升趋势。吸烟者低龄化现象是一个值得关注的问题,青少年所处阶段非常特殊,其生理、心理以及社会身份均面临转变,烟草对于青少年的危害必须引起大家的重视。

一、对呼吸系统的危害

青少年的呼吸系统正处在一个成长发育的过程中,青少年吸烟会影响到整个呼吸系统的发育,对肺功能的影响尤为显著。有研究发现,青少年时期开始吸烟的成年人,其肺功能较不吸烟者有下降,以及肺容积较不吸烟者有减少。吸烟是导致慢性阻塞性肺疾病的重要原因,有证据表明开始吸烟年龄越早,患慢性阻塞性肺病的概率越高,也就是说青少年吸烟会导致成年以后患慢性阻塞性肺病。支气管哮喘是一种呼吸道的慢性变态反应性炎症性疾病,这种疾病会出现广泛多变的可逆性的气流受限,并导致反复发作的气促、胸闷、喘息、咳嗽等症状。近些年儿童、青少年中哮喘的患病率有明显的上升,有证据表明吸烟是哮喘最主要的危险因素之一,吸烟会在基因层面导致哮喘的发生。有多项研究发现青少年吸烟会出现哮喘或者喘息等症状。美国学者的一项研究发现,每年吸烟大于300支的青少年患哮喘的风险是不吸烟者的3.9倍。而吸烟又是导致青少年哮喘病情控制差的一个重要原因,也是导致青少年重度哮喘的原因。哮喘治疗过程中的一个重要手段是吸入糖皮质激素,而吸烟会导致糖皮质激素对于哮喘疗效的下降。

二、对生殖系统的危害

近年来不孕症增长迅速,有研究表明吸烟是导致不孕的重要原因,是损害青少年生殖功能的重要原因。有研究显示,烟草烟雾中的尼古丁对人体的内分泌系统有一定的影响,与非吸烟者相比,男性吸烟者的睾酮水平显著降低,女性吸烟者的孕酮合成受到抑制。而在动物实验中发现,尼古丁可以影响输卵管的功能。而且烟草烟雾中的多环芳烃类物质会对动物的卵母细胞造成破坏,甚至出现致畸现象。此外,吸烟也是导致精子异常的重要原因。在一项青少年雄性小鼠精子质量的研究中发现,低剂量的尼古丁暴露也会影响精子的计数、运动活力和形态。吸烟导致精子数量和形态改变是不孕症的一个重要原因,国内的多项关于吸烟对精液和精子质量的研究,也有类似的发现。长期大量吸烟对精液参数、精子头部DNA双螺旋结构及睾酮间质细胞有不良影响,尤其是吸烟起始年龄越小,吸烟量越大,影响就越大。

三、对神经系统的危害

青少年的神经系统正处于不断发育和完善的关键时期,有研究表明青少年吸烟更容易上瘾,青少年神经系统的特点导致了他们一旦吸烟以后会倾向于继续吸烟而不是选择戒烟。有研究表明,尼古丁对发育中的大脑有毒害作用,会影响认知功能,青少年时期烟草的使用可能会导致其发生一系列神经生物学和认知控制方面的变化,促使他们在成年以后吸烟成瘾。

四、对心血管系统的危害

近年来我国冠心病有年轻化的发展趋势,有研究发现,青年人的冠心病危险因素主要为吸烟史、体重指数和三酰甘油水平。

五、与成年后患恶性肿瘤的关系

吸烟会导致肺癌等各种恶性肿瘤,已经是大家的共识。烟草烟雾中的致癌物质与机体中的DNA可以形成共价键,从而导致细胞中的关键基因发生永久性的突变,随着突变的积累,正常的生长调控的机制发生异常,最终导致恶性肿瘤的发生。几乎所有与吸烟相关的肿瘤都发现一个问题,就是吸烟的时间越早,发生肿瘤的可能性越大。例如挪威有一项历时46年的1108例肺癌患者的研究发现,青少年时期吸烟与40～44岁时发生肺癌密切相关,并提示吸烟的开始时间和持续时间与肺癌的发生密切相关。美国的一项研究发现,女性在10～14周岁就开始吸烟的,其成年以后患乳腺癌的风险会高于不吸烟者。

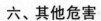

六、其他危害

烟草对于青少年的危害除了健康方面,还有社会心理方面的一系列危害。例如青少年吸毒行为,这是一个严重的社会问题。流行病学研究一致表明,有过成瘾行为的个体常常会使用多种成瘾物质。有研究发现曾经有过吸烟经历的青少年更容易接触毒品,更容易去吸毒。生活方式与个体的素质有关,不健康的生活方式往往会表现出不健康的行为。有证据表明青少年吸烟与偷窃、斗殴等活动有密切的关系。

(刘宏炜)

第四节

烟草对孕妇的危害

烟草的危害众所周知,而孕妇作为特殊人群,无论是主动吸烟还是被动吸烟,都会对子代的生长发育构成不良影响。

一、导致胎儿发育不良

烟草中含有大量的尼古丁、一氧化碳等有毒气体,一旦进入母体后会使得其血氧浓度大幅度降低,最终引发血管堵塞等疾病。经过一系列研究证明,烟草中所含有的尼古丁会使孕妇的胎盘出现血管收缩,在胎盘血管收缩之后无形中减少胎儿成长所需血液数量,最终导致胎儿缺氧、发育不良、畸形、早产,严重的还会导致胎儿死亡。

二、有损胎儿的DNA

母亲孕期吸烟,会在一定程度上增加胎儿发生癌症的风险。孕妇每天吸烟10支,会大大加大胎儿患有急性淋巴细胞性白血病、非霍奇金病和肾胚胎瘤的概率。孕妇在妊娠前3个月内吸烟,其小儿患急性淋巴细胞性白血病和淋巴瘤的危险性较不吸烟的增加3倍以上。

三、损害胎儿的智力

烟草中所含有的氰化物还会在人体内部和含硫氨基酸结合,结合之后使得人体内部的维生素 B_{12} 数量减少,无法为胎儿的健康成长提供必要的保证支持,最终导致新出生的胎儿智力下降。

四、导致胎儿体重降低

胎儿在摄入烟草之后会出现成长速度减缓和体重降低问题。研究发现,与不吸烟母亲所产孩子相比,怀孕期间每天吸 15 支或更多烟的母亲所产的新生儿体重更轻、头围更小,一般体重都会比正常胎儿少 0.5~1 kg,且这个体重偏差随着孕妇吸烟的频率递增;直到 2 岁,婴儿头围仍持续偏小。

五、导致胎儿情绪障碍

孕妇吸烟不仅会影响胎儿的生理健康,而且还会在某种程度上影响胎儿的心理健康。经过相关研究证明,如果在备孕期间孕妇不间断吸烟,最终所生产出的胎儿体积会减少,控制情绪的大脑部分也会随之变小,从而导致今后儿童出现不同程度的情绪障碍。孕妇吸烟还导致叶酸水平降低,吸烟的时间、数量直接影响叶酸水平下降的程度,妊娠中晚期吸烟对于母体叶酸水平的影响更为显著,并有可能影响新生儿体内的叶酸水平。胎儿叶酸缺乏与儿童孤独症的发生有相关性。吸烟影响膳食习惯、烟草烟雾中的化学物质导致叶酸及其代谢酶活性改变、抗氧化消耗等是普遍认同的影响机制。

六、导致胎儿肺部疾病

烟草烟雾含有数千种化合物,近年来众多研究显示,孕期吸烟,烟雾刺激可影响子代肺发育。其机制是:①尼古丁作为其主要成分之一,可通过胎盘屏障进入胎儿循环,与胎儿肺中的烟碱乙酰胆碱受体(nAChRs)相互作用,这可能导致子代的肺结构和功能发生变化。②尼古丁还可以诱导胎儿肺内神经内分泌细胞增生,刺激 nAChRs 表达增高,影响子代肺发育。烟草烟雾,一方面影响胎儿肺泡化形成,从而使得肺泡数量的减少,另一方面还可以造成胎儿肺泡-支气管附着物减少,进而可能导致气道狭窄,这均对肺功能有一定的影响。同样的,它还可大大增加子代肺部疾病的发生率,其中主要包括儿童喘鸣、哮喘及呼吸道感染。母亲吸烟不仅影响自身健康,同样影响子代器官功能的发育。

七、导致胎儿听觉障碍

在备孕期间孕妇吸烟还很容易让新生儿出现听觉障碍。胎儿在母体中的时候,因为母亲吸烟会间接接触到烟草中的尼古丁等化学物质,尼古丁会影响胎儿耳蜗的神经细胞,同时还会严重影响到内耳将声波向神经元的传递,致使胎儿出现听觉障碍。

综上所述,孕妇吸烟会导致胎儿各种发育障碍。尽管我国女性孕前及孕中吸烟率分别为 3.01% 和 1.09%,但孕中被动吸烟率高达 43.34%。世界卫生组织将被动吸烟定义为不吸烟者平均每天被动吸入吸烟者吐出的烟雾 15 分钟以上。国内多项研究表明,配偶存在吸烟行为时孕妇被动吸烟的风险较高;公共场所是孕妇二手烟暴露的最主要场所。孕期被动吸烟是一个较为严重但易被忽视的公共卫生问题,孕期二手烟暴露不仅威胁孕妇自身健康,而且危害胎儿宫内生长发育,甚至对子代远期健康产生影响。

(汪蜀)

第五节

电子烟的危害

一、急性损伤

电子烟包含电池和加热元件,因质量问题或使用不当可发生爆炸,如在使用者手中或口腔内爆炸,可发生急性损伤,包括手外伤、颌面骨骨折、视力下降、颅内气肿等。

二、慢性损伤

1. 对心血管系统的影响

有学者测定了无创血管功能指标,颈-股动脉搏波传导速度和压力反射波增强指数等,结果显示使用电子烟者其增强指数与吸传统卷烟相当,并提示他们的动脉变硬化。研究还发现,电子烟烟雾刺激可导致内皮细胞一氧化氮含量减少,提示内皮型一氧化氮合酶信号传导受损。另一项研究也表明,用于电子烟的调味添加剂可破坏血管内皮细胞,可能增加患心血管疾病的风险。斯坦福大学研究者将血管内皮细胞暴露在 6 种不同口味的含不同浓度尼古丁的电子烟液中时,表现出与 DNA 损伤和细胞死亡有关的细胞分子水平显著增加,这些细胞不能形成新的血管,也不能迁移和参与伤口愈合,而且不同口味电子烟液对内皮细胞的毒性存在差异。同样,当内皮细胞暴露在吸电子烟的人的血液中时,也出现明显的损伤,这些细胞在培养皿中的存活率较低,开始出现多种功能障碍。

2. 对神经系统的影响

电子烟会导致神经干细胞产生应激反应,而神经干细胞是大脑中的关键细胞。电子烟中的尼古丁与神经干细胞膜中的特殊受体结合,使细胞中的钙含量过高。细胞中含过多的钙是有害的,线粒体随之膨胀,改变其形态和功能。它们甚至可以破裂、泄漏导致细胞死亡。

3. 对呼吸系统的影响

吸入电子烟烟雾会在体内和体外引起气道黏膜纤毛功能障碍。动物实验提示,吸入丙二醇(电子烟成分)可使第一秒用力肺活量(FEV1)下降,电子烟成分还可增加鼻杯状细胞数量和黏蛋白含量,刺激鼻黏膜和眼结膜,并引起喉部鳞状上皮化生。

电子烟烟雾可增强肺氧化应激状态,导致气道高反应性,增加气道阻力。此外,还可下调气道防御基因表达,降低抗菌活性,使细菌耐药性增强。

2019 年 7 月美国报道了第 1 例因吸入电子烟导致的"电子雾化产品相关性肺疾病"(EVALI),此后病例逐渐增多。大多数患者有呼吸道症状(呼吸急促、咳嗽、胸痛),胃肠道症状(恶心、呕吐、腹痛、腹泻)以及其他全身症状,71%～83%的患者有白细胞升高。至今已有数千人发病,并导致人员死亡。目前证据表明,这与吸入电子烟中含有四氢大麻酚和维生素 E 乙酸酯有关。

4. 对肝脏的影响

动物试验表明,电子烟中的尼古丁会激活肝细胞凋亡并引起肝脂肪变性,小鼠肝细胞中线粒体的空泡增加,细胞器减少。这些结果证明电子烟诱导的肝 DNA 损伤与线粒体功能障碍之间存在着联系。

5. 对免疫系统影响

有研究检测了不吸烟者、吸卷烟者和使用电子烟者鼻上皮细胞免疫和炎症基因表达谱,发现吸卷烟或使用电子烟会导致免疫和炎症相关基因的表达下降。使用电子烟比吸卷烟具有更大的抑制基因数量,使用电子烟者有 358 个免疫基因受到抑制,吸卷烟者有 53 个受到抑制,前者是后者的 7 倍。

6. 致癌性

科学家检测了电子烟释放的苯含量,其含量取决于它的设备,当高功率运行的时候,烟液添加剂化学物质苯甲酸或苯甲醛进行释放,其浓度比污染的空气高出几千倍。其次是电子烟释放的气溶胶中含有铬、镍、锰、铅,这些物质中的许多成分是已知的致癌物质。

新的研究表明,在吸电子烟时吸入的尼古丁会让小鼠心脏、肺部和膀胱中的DNA 遭受损伤,而且也会让体外培养的人肺细胞和膀胱细胞中的 DNA 遭受损伤,增加患癌症风险。

三、对特殊人群的危害

1. 对青少年的影响

随着禁烟令的实施,公共场所吸烟变得越来越困难。大部分控烟条例未明确禁止吸食电子烟,因而使其成为部分吸烟者在公共场所吸食卷烟的替代品。此外,电子烟企业还开发了水果、巧克力、糖果等个性化口味电子烟,更迎合了青少年猎奇心理。韩国的一项研究表明,青少年使用电子烟的常见原因依次为好奇心(22.9%)、认为其危害性低于传统卷烟(18.9%)、戒烟欲望(13.1%)和可以室内使用(10.7%)。由于青少年好奇心强,且不易建立起对慢性、长期的健康危害的认知,导致青少年使用电子烟越来越多。(电子烟在全球范围青少年中流行情况请参见前文相关章节)

美国儿科学会(American academy of pediatrics)以及疾病控制和预防中心(CDC)指出,青少年使用电子烟将有更大的危害、更高的风险,需要引起大家关注。

(1) 呼吸系统损伤:截至 2019 年 12 月,美国 CDC 收到来自全国超过 2 500例的青少年使用电子烟相关肺损伤(包括死亡)住院病例报告,其中确认死亡 55人,确切机制尚不清楚,但均涉及电子烟的蒸汽及大麻衍生物。有证据表明,青少年使用电子烟会引起电子烟相关性肺损伤,尤其患有哮喘的青少年特别容易受到电子烟对肺部的不良影响,包括咳嗽、喘息以及哮喘的加重。有观点认为使用电子烟可能会增加气道阻力,降低气道传导性。有更多的证据表明,在电子烟中发现的调味化学物质可能使气道上皮纤毛功能受损，对肺功能造成不良影响。

（2）神经系统损伤：电子烟所产生的吸入蒸汽会对儿童和青少年的大脑发育造成长期危害，导致学业成绩下降和焦虑等不良情绪。研究表明，青少年暴露于尼古丁会导致大脑皮质、海马和中脑的细胞形态、基因表达、突触传递以及尼古丁受体上调等变化，进而产生不良损害。有研究表明，在青春期，前额叶皮层（负责注意力、执行功能和冲动控制的大脑部分）正在发育，尼古丁会影响此部位的发育，从而影响成年后的认知能力。

（3）烟草依赖症：由于电子烟装置可以持续提供烟雾的吸入，所以青少年使用电子烟时很容易吸入超量的尼古丁。当尼古丁含量超过可耐受范围时，青少年可能会出现以下烟草依赖症，包括腹痛、恶心、呕吐和震颤，更严重的导致呼吸困难、心脏骤停和呼吸衰竭。

（4）易致成年期疾病发生：电子烟会导致室内微细和超细颗粒物、挥发性无机化合物增加，污染室内环境，而且可以在物体表面存在很长时间。儿童和青少年使用电子烟或近距离暴露于居所内有成员使用电子烟者，易导致成年期疾病的发生，如白血病、癌症、慢性气道和心脏疾病。

（5）更易诱使青少年产生吸烟行为：除了直接的健康风险，电子烟也许会成为传统卷烟的入门产品。理由是：电子烟会诱使青少年产生类似吸烟的行为，55%的成年人以电子烟作为戒烟或减少吸烟的辅助手段，而不到8%的青少年为此目的，他们一旦开始吸烟，便很容易发展成为终身吸烟者。利兹大学针对英国20所学校的2836名青少年展开的一项研究，受试者中大部分没吸过传统卷烟，三分之一使用过电子烟。1年后随访显示，未吸食卷烟的青少年使用电子烟后，下一年开始吸食卷烟的可能性约是未使用电子烟的青少年的4倍（34% VS 9%）。美国一项针对694名青少年或年轻人的一年观察研究，也显示了类似结果：既往曾使用电子烟者转化为卷烟吸食者的比例显著高于从未使用电子烟者。Samir Soneji 等进行一项荟萃分析研究，17 389 名青少年和年轻人使用电子雪茄与不使用电子烟者比较，随后开始吸卷烟（30.4% VS 7.9%）和过去30天（21.5% VS 4.6%）吸卷烟的风险更大。这些证据提示，不吸烟的青少年，使用电子烟后更容易导致吸卷烟行为。

电子烟在青少年中的流行，需引起社会和教育部门的广泛重视。鉴于青少年尝试电子烟会显著增加健康风险以及其未来传统烟草的使用风险，加强立法限制未成年人接触电子烟是十分必要和重要的。

2. 对孕妇和胎儿的影响

美国西部俄克拉何马州和得克萨斯州的调查发现,妊娠期妇女使用电子烟的比率为 7.0%,妊娠最后 3 个月的电子烟使用率为 1.4%。在怀孕最后 3 个月使用电子烟的妇女中,38.4% 的人使用含有尼古丁的电子烟,35.2% 的人使用不含尼古丁的电子烟,其中 26.4% 的人不知道自己使用的电子烟的尼古丁含量。而孕妇和胎儿的血液供应是相通的,孕妇吸烟会让胎儿通过血液接触到尼古丁。

(1) 对胎儿肺发育的影响:孕期吸烟影响胎儿肺发育,导致儿童乃至成年后肺功能受损,表现为儿童期喘息、呼吸道感染及哮喘的发生率增高。电子烟中的主要成分为尼古丁,在小鼠、大鼠、狗等动物模型上均提示,母体尼古丁的摄入会导致出生后幼仔的肺功能降低。特别是胎鼠肺发育的假腺期,在大多数肺泡期之前,尼古丁的摄入刺激肺泡上皮细胞增生,导致小气道发育异常,管径更细,从而影响新生鼠的肺功能。同时,尼古丁摄入激活氧化应激反应,包括胎儿体内的一系列氧化应激指标的升高,提示孕期吸烟可能诱发母体和胎儿双重自由基损伤。

(2) 对胎儿中枢神经系统的影响:电子烟烟雾中含有的一氧化碳会与孕妇血液中的血红蛋白结合,从而影响血液对氧气的运输,降低血液中含氧量。而胎儿所需氧气大部分由孕妇体内的血液运输提供,胎儿在母体内缺氧,很容易造成智力障碍。

动物实验揭示,暴露于电子烟烟雾的母鼠其后代在探索/活动方面没有变化,但与无尼古丁暴露组相比,胎鼠海马区的整体 DNA 甲基化、Aurora 激酶(Aurk)A 和 Aurk B 基因表达减少,神经元数量减少,提示母体尼古丁暴露会影响胎儿的神经发育。

在活体怀孕大鼠经腹腔注射尼古丁的实验表明,它们的幼鼠体内的组蛋白修饰可维持大脑中曾经尼古丁暴露的记忆。在另一项研究中,Balb/C 母鼠在孕期或孕后 6 周的尼古丁暴露,会导致后代出现短期记忆缺陷、焦虑和多动,以及 DNA 甲基化的改变、神经肽 Y 表达增加和诱导型 NO 合成酶增加。在一项电子烟气溶胶和烟草烟雾提取物对胚胎人类干细胞的研究中,作者发现,这两种暴露都会导致中胚层分化的持续延迟,并降低肌节基因的表达。电子烟气溶胶也影响了小鼠神经嵴细胞系胚胎正中面裂和中面的发育。

(3) 对胎儿循环系统的影响:电子烟中的尼古丁会对胎儿循环系统产生不

利的影响。研究人员还发现,在动物模型中产前尼古丁暴露会影响胎盘的血管形成,导致蜕膜和结合区面积减少。同时也减少了血管生成因子的表达和产生,导致滋养层分化及胎盘烟碱乙酰胆碱受体的表达受限,最终会影响母体与胎儿间的血液循环。

(4)胎儿畸形和胎儿死亡:电子烟中的化学物质进入孕妇体内后,影响到孕妇体内的新陈代谢,从而作用到胎儿的 DNA、蛋白质的合成上,造成胎儿身体畸形。在印度人群中进行的两项队列研究证实,孕期吸食电子烟,胎儿低出生体重、早产和死产的概率有不同程度的增加。

在美国的调查中,与未怀孕的成年人群体一致,大多数怀孕的电子烟使用者和其他成年人一样同时还间断吸食传统卷烟。目前还没有关于电子烟使用对妊娠结局影响的大规模临床研究,但根据现有的关于无烟烟草对生殖影响的基础研究来看,孕妇使用电子烟对胎儿存在诸多隐患。因此,孕妇应避免接触一切含尼古丁成分的产品,包括各种形式的电子烟。

(何炜,戴然然)

【参考文献】

[1] Sung HY, Wang Y, Yao T, et al. Polytobacco use and nicotine dependence symptoms among US adults, 2012 - 2014 [J]. Nicotine Tob Res. 2018,20(suppl_1):S88 - S98.

[2] Zicdonis D, Das S, Larkin C. Tobacco use disorder and treatment:new challenges and opportunities [J]. Dialogues Clin Neurosci. 2017,19(3):271 - 280.

[3] Cavallo DA, Krishnan-Sarin S. Nicotine use disorders in adolescents [J]. Pediatr Clin North Am. 2019,66(6):1053 - 1062.

[4] Siqueira LM. Nicotine and tobacco as substances of abuse in children and adolescents [J]. Pediatrics. 2017,139(1):e20163436.

[5] Carter LP, Stitzer ML, Henningfield JE, et al. Abuse liability assessment of tobacco products including potential reduced exposure products [J]. Cancer Epidemiol Biomarkers Prev. 2009,18(12):3241 - 62.

[6] Picciotto MR, Kenny PJ. Mechanisms of nicotine addiction [J]. Cold Spring Harb Perspect Med. 2021,11(5):a039610.

[7] Fowler CD, Turner JR, Imad Damaj M. Molecular mechanisms associated with nicotine pharmacology and dependence [J]. Handb Exp Pharmacol. 2020,258:373 - 393.

[8] 王宁,冯雅靖,包鹤龄,等.2014年中国40岁及以上人群吸烟现状调查[J].中华流行病学杂志,2018,39(5):551 - 556.

[9] Maskey-Warzechowska M, Nejman-Gryz P, Osinka K, et al. Acute response to cigarette smoking assessed in exhaled breath condensate in patients with chronic

obstructive pulmonary disease and healthy smokers [J]. Adv Exp Med Biol. 2017,944：
　　　 73 - 8011.

[10] 张迪,管宇,范丽,等.吸烟者多层螺旋 CT 双呼吸相肺气肿、空气潴留定量与肺功能的
　　　 相关性分析[J].中华医学杂志,2018,98(19)：1467 - 1473.

[11] 王飞,周苑频,夏建军,等.吸烟与慢性阻塞性肺疾病患者肺部结构改变的相关性[J].临
　　　 床肺科杂志,2018,23(1)：17 - 20.

[12] Jha P, Ramasundarahettige C, Landsman V, et al. 21st-century hazards of smoking and
　　　 benefits of cessation in the United States [J]. N Engl J Med. 2013,368(4)：341 - 50.

[13] Carter BD, Abnet CC, Feskanich D, et al. Smoking and mortality — beyond
　　　 established causes [J]. N Engl J Med. 2015,372(7)：631 - 40.

[14] Hair EC, Romberg AR, Niaura R, et al. Longitudinal tobacco use transitions among
　　　 adolescents and young adults：2014 - 2016 [J]. Nicotine Tob Res. 2019,21(4)：458 -
　　　 468.

[15] Forey BA, Thornton AJ, Lee PN. Systematic review with meta-analysis of the
　　　 epidemiological evidence relating smoking to COPD, chronic bronchitis and emphysema
　　　 [J]. BMC Pulm Med. 2011,11：36.

[16] 牟艳,金美玲.ADAM33 基因在支气管哮喘中的作用及吸烟对其影响的研究进展[J].
　　　 国际呼吸杂志,2012,32(11)：873 - 877.

[17] Rehman R, Zahid N, Amjad S, et al. Relationship between smoking habit and sperm
　　　 parameters among patients attending an infertility clinic [J]. Front Physiol. 2019,
　　　 10：1356.

[18] Chaarani B, Kan KJ, Mackey S, et al. Low smoking exposure, the adolescent brain,
　　　 and the modulating role of CHRNA5 polymorphisms [J]. Biol Psychiatry Cogn
　　　 Neurosci Neuroimaging, 2019,4(7)：672 - 679.

[19] Aleyan S, Cole A, Qian W, et al. Risky business：a longitudinal study examining
　　　 cigarette smoking initiation among susceptible and non-susceptible e-cigarette users in
　　　 Canada [J]. BMJ Open. 2018,8(5)：e021080.

[20] Strand TE, Malayeri C, Eskonsipo PK, et al. Adolescent smoking and trends in lung
　　　 cancer incidence among young adults in Norway 1954 - 1998 [J]. Cancer Causes
　　　 Control. 2004,15(1)：27 - 33.

[21] 方晓义,李晓铭,董奇.青少年吸烟及其相关因素的研究.中国心理卫生杂志[J],1996,
　　　 10(2)：77 - 80.

[22] 李照青,戴亚欣,赵亚玲,等.中国妇女孕期被动吸烟与不良妊娠结局关系的 Meta 分析
　　　 [J].中国循证医学杂志,2015,15(7)：816 - 823.

[23] 丁园辉,徐燕婷,林凤琼.妊娠期妇女被动吸烟对胎儿影响的研究[J].中国实用医药,
　　　 2015,10(22)：272 - 274.

[24] 顾建军,龚道辉,王玉秀,等.孕妇吸烟对子代肺结构以及功能发育的影响[J].中华肺部
　　　 疾病杂志,2019,12(3)：375 - 377.

[25] Burke H, Leonardi-Bee J, Hashim A, et al. Prenatal and passive smoke exposure and

incidence of asthma and wheeze: systematic review and meta-analysis [J]. Pediatrics. 2012,129(4): 735 - 44.

[26] Morrow LA, Wagner BD, Ingram DA, et al. Antenatal determinants of bronchopulmonary dysplasia and late respiratory disease in preterm infants [J]. Am J Respir Crit Care Med. 2017,196(3): 364 - 374.

[27] Gibbs K, Collaco JM, McGrath-Morrow SA. Impact of tobacco smoke and nicotine exposure on lung development [J]. Chest. 2016,149(2): 552 - 561.

[28] Jones LL, Hashim A, McKeever T, et al. Parental and household smoking and the increased risk of bronchitis, bronchiolitis and other lower respiratory infections in infancy: systematic review and meta-analysis [J]. Respir Res. 2011,12(1): 5.

[29] 王雪茵,张小松,周敏,等. 孕期被动吸烟对妊娠并发症及妊娠结局的影响[J].中华疾病控制杂志,2020,24(4): 419 - 422.

[30] Chung S, Baumlin N, Dennis JS, et al. Electronic cigarette vapor with nicotine causes airway mucociliary dysfunction preferentially via TRPA1 receptors [J]. Am J Respir Crit Care Med. 2019,200(9): 1134 - 1145.

[31] Lee WH, Ong SG, Zhou Y, et al. Hepatic DNA damage induced by electronic cigarette exposure is associated with the modulation of NAD+/PARP1/SIRT1 axis [J]. Front Endocrinol (Lausanne). 2019,10: 320.

[32] Fetterman J L, Keith RJ, Palmisano JN, et al. Alterations in vascular function associated with the use of combustible and electronic cigarettes [J]. J Am Heart Assoc. 2020,9(9): e014570.

[33] 中国疾病控制中心.2019 中国青少年烟草调查报告[R]. 2020.

[34] Nguyen T, Li GE, Chen H, et al. Maternal e-cigarette exposure results in cognitive and epigenetic alterations in offspring in a mouse model [J]. Chem Res Toxicol. 2018,31 (7): 601 - 611.

[35] Orzabal MR, Lunde-Young ER, Ramirez JI, et al. Chronic exposure to e-cig aerosols during early development causes vascular dysfunction and offspring growth deficits [J]. Transl Res. 2019,207: 70 - 82.

第四章

戒烟

第一节

戒烟的益处

戒烟对吸烟者是有益的。戒烟后身体各器官、组织功能得到有效地恢复,疾病发生显著降低。如患慢性阻塞性肺疾病、心血管疾病、肺癌等的概率和严重程度下降,寿命延长;对于哮喘患者,戒烟能够有效提高治疗药物的效果,有效控制哮喘症状,防止疾病恶化;另外,戒烟还有利于生殖系统的恢复,改善男女生殖系统功能,提高优生优育。世界各国控烟立法后,戒烟的获益更是不言而喻,如美国蒙大拿州海丽娜公共场所禁烟后,心肌梗死住院率呈下降趋势。戒烟有益身体康健,也是疾病防御的必要途径。

一、对全身各器官、组织功能的改善

研究表明,开始戒烟后,身体各器官、组织的功能便得到逐渐改善。当停止吸烟20分钟后,吸烟者身体里尼古丁含量降低,全身循环系统得到改善,血压降到标准水平;脉搏降到标准速度;手、脚的温度升到标准体温。当坚持戒烟12小时后,身体中一氧化碳的含量便逐渐趋于平稳,血液的运氧能力也有效增加,肺功能得到改善,呼吸变得顺畅。当戒烟1天后,人体心跳和血液恢复正常,吸烟者心脏病风险得到有效降低,心肌梗死危险性降低。当戒烟2天后,吸烟者神经

末梢的功能逐渐开始恢复,嗅觉、味觉等感官器官敏感性增强,因为抽烟时烟碱会对味蕾造成刺激,导致味觉钝化。当戒烟9个月后,吸烟者的咳嗽、鼻窦充血、疲劳、气短等症状减轻,气管和支气管的黏膜上出现新的纤毛,处理黏液的功能增强、痰减少,肺部纤毛得到有效恢复,进而提高人体肺部的抵抗力,感染细菌、病毒概率大大降低。当戒烟1年后,血管功能也得到有效改善,心脏病风险会大大降低,冠状动脉硬化危险性降至吸烟者的1/2。由于吸烟吸入的尼古丁会导致血管紧缩,并损害血管内膜面,使得血管管壁变厚,增加血小板的黏度,当戒烟5年后,危害物质明显降低,血栓形成率下降,中风发病率明显下降。

二、对呼吸系统疾病的改善

1. 慢性阻塞性肺疾病

慢性阻塞性肺疾病(COPD)是一种可以预防、可以治疗的呼吸系统常见病,该病远期预后较差,以不完全可逆的气流受限为特点,气流受限常呈进行性加重,属于非治愈性疾病。COPD最为重要的防治措施之一就是戒烟。研究显示,吸烟者早期可引起小气管气道的阻力增大,停止吸烟后,其肺部病灶可能逆转,可以有效阻止病变继续发展。据统计,约72%的COPD患者有吸烟史。刘荆湖通过对COPD患者进行戒烟干预,进行1年的随访,结果显示,患者的临床症状和肺功能发生明显变化,戒烟干预可有效改善COPD患者的肺功能,青年组戒烟前FEV1/FVC为41.98 ± 7.18,戒烟后67.43 ± 7.59;青年组戒烟后FEV1/FVC为67.43 ± 7.59,中年组为63.18 ± 6.58,老年组为62.22 ± 6.17。笔者2020年与上海交通大学医学院附属瑞金医院周剑平教授合作研究"戒烟干预后对COPD患者预后的影响",结果表明戒烟使COPD患者获益明显。

2. 哮喘

研究表明,全球范围内超过25%的哮喘患者有吸烟史。哮喘患者症状难以控制,对激素治疗产生抵抗的重要因素就是吸烟。研究发现,吸烟者哮喘的危险性比不吸烟者高出33%,与从不吸烟及戒烟者相比,吸烟可使哮喘发作更为严重,发作频率明显增多,严重度评分更高,乃至哮喘患者住院风险上升。夏俊波等研究发现,吸烟哮喘患者戒烟3个月后FEV1(第1秒用力呼气量)与FVC改善率比持续吸烟哮喘患者明显增加。Pedersen等在一项非对照实验中观察到,吸烟哮喘者接受糖皮质激素治疗后,临床症状、肺功能的改善都不及非吸烟者,提示烟草烟雾会降低激素敏感性。吸烟会导致白三烯分泌增多,白三烯是哮喘发病的重要炎症因子,由体内的中性粒细胞、嗜酸性粒细胞、肥大细胞、巨噬细胞等炎性细胞产生,而吸烟哮喘病患者的肺泡巨噬细胞和肥大细胞增生,导致更多的白三烯产生,戒烟后白三烯分泌减少,使得患者肺功能得到改善。

3. 肺癌

全球癌症发病率中,肺癌位居榜首,肺癌的致病因素包括吸烟、遗传、环境污染、职业暴露、饮食等方面,其中吸烟是肺癌的主要危险因素。Nigris 等研究表明,患者在诊断为肺癌前戒烟能够有效降低肺癌的发病率和病死率,早期肺癌患者立即戒烟可以提高预后结果、生存率、治疗效率和生活质量。据美国癌症协会公布显示,肺癌患者戒烟 5 年内,肺癌吸烟者的病死率下降,或数据接近不吸烟者的病死率;戒烟 10 年内,患者的癌前细胞被健康细胞取代,各种癌症发病率下降。美国密歇根大学研究者对 90 万人进行了研究,发现 40 岁以前戒烟者,其患肺癌风险远远低于 40 岁以后戒烟的。40 岁以前戒烟者在戒烟 20 年后,与 55 岁以后才戒烟的同龄人相比,其肺癌病死率只有后者的 1/2。但即使年过 50 岁才戒烟,其肺癌病死率与同龄的继续吸烟者相比,仍然会减少 30%～50%。美国一项研究分析了 8907 名参与者,为期 25～34 年,根据吸烟史分为重度、中度、轻度、不吸烟者,重度吸烟者戒烟后 5 年,通过对比吸烟者、戒烟者患肺癌的风险,研究人员发现,与仍在吸烟的人相比,重度吸烟者在戒烟 5 年后,患肺癌的概率下降 39%,并且该风险还会随着戒烟时间的延长持续降低肺癌的患病率。一项病例对照研究显示,戒烟超过 15 年的既往吸烟者肺癌风险比当前吸烟者低 80%～90%。然而,即使完全戒烟很久之后,肺癌风险仍高于从不吸烟者。其实,对个体而言,即使戒烟之后,肺癌风险仍会随年龄增长而增加,但增速比继续吸烟的情况下慢得多。COPD 与肺癌风险增加独立相关,COPD 是除吸烟以外最常见的肺癌独立危险因素,患者的肺癌风险增至对照者的 6～13 倍。

三、对心血管疾病的改善

吸烟是心血管疾病的独立危险因素,心血管疾病占所有吸烟相关死亡的 40%。研究表明,吸烟能促进动脉壁粥样斑块的形成和使之加剧,并且动脉壁病变、纤维化增厚、粥样化、钙化、玻璃样增厚都与吸烟密切相关。戒烟可提高高密度脂蛋白胆固醇水平,改善血管内皮功能,降低血浆炎症递质,增加血小板药物抑制率等。对 1504 名吸烟者进行研究发现,1 年后有 334 名戒烟,发现戒烟与高密度脂蛋白的增加相关。戒烟对心血管系统的益处在短时间内即有表现:20 分钟内血压下降,体温、心率恢复到正常;24 小时内心肌梗死(MI)风险即可降低;1 年内冠心病风险已降低 50%。而随着戒烟时间的增加,心血管系统获益也逐渐增加。戒烟 5 年内脑卒中风险可降至和不吸烟者相似的水平,而戒烟 15 年内冠心病风险可降至于不吸烟者相似水平。国外一项前瞻性临床试验发现,1504 名吸烟者中 544 名戒烟后,其血管扩张得到显著改善。国内一项研究显示,戒烟可提高急性心肌梗死患者对阿司匹林和氯吡格雷的敏感性,使得药物治疗效果提高。Doll 等研究显示,早期戒烟的吸烟者预期寿命有较大提升。戒烟是预防心血管疾病有效的干预措施,其作用仅次于使用阿司匹林。所以,戒烟可使心血管疾病患者获益良多。

四、对生殖系统的改善

人们对戒烟在呼吸疾病和心脑血管疾病方面的益处有广泛的了解,但对生殖系统的益处了解较少。流行病学研究显示,戒烟同样可以改善生殖系统功能,主要包括三个方面:①提高性生活质量;②提高精子卵子质量,使得生殖力提高,减少不孕症发生;③优生优育。众所周知,烟草中的镉和尼古丁可影响男性生殖细胞的功能,抑制激素的分泌和杀伤精子,还具有致癌潜在风险。戒烟可以明显改善吸烟引起的末梢循环障碍,数据表明,不吸烟者比每天吸烟超过 20 支的男性患性功能勃起障碍风险显著下降。

五、降低癌症的发病率

吸烟除了导致肺癌以外,还可以导致胃癌、食管癌、乳腺癌、膀胱癌,其中女性胃癌、食管癌和膀胱癌发病率较低。吸烟是引起食管癌及胃癌的重要因素,据英国、美国、日本等国家研究结果表明,食管癌及胃癌的发病率吸烟者较不吸烟者高 2~3 倍。朱向会调研了 52 例患者发现,食管癌和胃癌患者过去吸烟在 5 年以上者占 41 例。研究证实膀胱癌的发病率与每天吸烟的数量及吸烟的年数呈正比,戒烟可以明显降低膀胱癌的发病率。Luo 等收集了 40 家医疗中心的 8 万名女性随访记录发现,吸烟女性比从未吸烟女性乳腺癌的发病风险增加 9%,随着吸烟强度越高、烟龄越长,风险升高越显著。所以,戒烟可以明显减低包括肺癌在内的诸多癌症的发病率。

（胡斌）

第二节

简短戒烟干预

简短戒烟干预是指在日常的诊疗服务中，医生、护士等医务工作者在与患者接触的 3～5 分钟之内，为吸烟者所提供的专业戒烟建议和帮助。干预对象为每一位吸烟者。干预服务提供者通常是在医院、诊所、初级卫生保健机构或社区卫生服务中心（站）工作的医生、护士以及其他的医务工作者；也可以是经过培训的控烟志愿者。干预的主要内容包括：根据吸烟者所处行为转变的不同时期，尽可能为吸烟者提供明确的有针对性的戒烟建议，评估其戒烟意愿，提供行为支持和戒烟资源信息，并根据需要将他们转诊至戒烟门诊进行强化干预。

一、戒烟成效和可行性

研究表明，由于烟草依赖是一种慢性成瘾性疾病，而且烟草依赖导致的成瘾性较大，"干戒"的成功率很低，约为 3％，绝大多数吸烟者通常必须依靠外界的帮助，尤其是需要医生的帮助才能成功戒烟。而简短戒烟干预可以增加吸烟者的戒烟意愿，提高戒烟成功率。世界卫生组织指出，简短戒烟干预的效果有：①每年能惠及 80％ 的吸烟者；②能让 40％ 的患者尝试戒烟；③能帮助接受简短干预建议者中的 2％～3％ 的患者成功戒烟；④形成有发展前途的戒烟资源并确立起更集中的戒烟服务如戒烟热线和专门的戒烟门诊。

系统评价结果显示，与未接受戒烟干预的吸烟者相比，接受简短戒烟干预的吸烟者，其戒烟的可能性提高了 57％。简短戒烟干预有良好的戒烟效果，可作为一种成本效益高的戒烟干预方法。因此，建议所有医生应首诊问询患者吸烟史，并向吸烟患者提供简短戒烟干预。

吸烟者在患病时最容易遵守医嘱，此时医生的劝阻将会更加有效。我国医疗机构平均门诊诊疗时间为 6.37 分钟,而专业戒烟门诊首诊不少于 30 分钟。在诊疗时间有限、戒烟服务能力不足的情况下,推行简单易行的简短戒烟干预方法显得尤为重要。临床医生提供<3 分钟的简短戒烟干预,可使患者的戒烟成效增加 30%。

二、具体方法和内容

1. 经典"5A"戒烟干预法

"5A"戒烟干预法是由美国国立癌症研究所制定,并经多年大量临床实践证明的一种行之有效的科学戒烟方法,对提高戒烟效果有很大帮助。"5A"即询问(ask);了解吸烟者烟草使用情况和健康状况;建议(advise),提供有针对性的戒烟建议;评估(assess),评估吸烟者的戒烟意愿及烟草依赖程度;帮助(assist),在吸烟者采取戒烟行动后,予以行为支持和帮助;随访(arrange),在开始戒烟后安排随访。

"5A"戒烟干预法具体内容为:

询问(ask):在每次见面时都询问吸烟者的戒烟情况,了解吸烟者的吸烟年限、吸烟量、是否尝试过戒烟、尝试戒烟的次数、最长戒烟维持时间、曾经采用的戒烟方法以及复吸的原因等。

建议(advise):从吸烟者的身体健康状况等实际情况出发,以清晰、强烈且个性化的方式建议吸烟者戒烟,根据需要进行简短的动机干预。

评估(assess):简短戒烟干预评估的主要任务是确定吸烟者的戒烟意愿,并根据需要来评估吸烟者的尼古丁依赖程度。

帮助(assist):对尚未准备戒烟者提供自助材料、进行简短的动机干预,并鼓励吸烟者今后考虑戒烟。对准备戒烟者,帮助他们制定一份简单的戒烟计划,并提供一些自助材料。

随访(arrange):随访的目的主要是了解吸烟者在采取戒烟行动后是否仍在坚持戒烟,并对戒烟过程中出现的戒断症状予以指导和帮助,以防复吸。

2. 简版"5A"戒烟干预法

在时间不够充裕,且不具备完成所有步骤的条件时,可以采取以下 2 种简化模式,简版戒烟干预的过程持续 2~3 分钟。

一是简化为"2A+R"模式,即询问(ask)、建议(advise)和根据戒烟意愿不同给予不同转诊(refer)。

二是简化为"2A＋C"模式,即询问(ask)、建议(advise)和 48 小时内通过戒烟热线主动给戒烟者拨打电话进行干预(connect)。

美国国立卫生研究院(NIH)的一项研究显示,由于大部分吸烟者不会主动求助,成功转诊率较低,因此,"2A＋C"模式使戒烟者成功接受戒烟干预的比例更高,具体选择方案可根据实际情况和条件而定。

3. 个性化简短戒烟干预方法

个性化的简短戒烟干预方法可以概括为"AWARD"模式,即 ask,询问吸烟状况;warn,警示吸烟害处;advise,戒烟建议;refer,转介到戒烟服务;do-it-again,重复前述 4 步。具体步骤如下:

(1) 询问吸烟状况,警示吸烟害处。

(2) 基线简短(1~2 分钟)戒烟干预。讲解戒烟的好处、方法,应对戒断症状(即成功摆脱烟瘾)的技巧等。

(3) 主动戒烟服务转介。介绍戒烟服务的内容(如戒烟门诊、戒烟热线、新媒体移动戒烟等)、时间、地点等,协助烟民选择。在有条件的情况下服务机构获取被转介者的个人资料后主动联络以提供服务。

(4) 随访增强干预效果。向不再吸烟者提供避免复吸的建议,鼓励仍然吸烟者再尝试戒烟。

(5) 实时个性化戒烟支持。基于烟民不同的人口学特征以及吸烟不同的原因、习惯等特点,可采用微信等通信软件提供实时个性化支持,帮助烟民持续保持戒烟状态和应对期间可能产生的问题。也可以采用微信互助戒烟群的形式,进行戒烟同伴教育和互助激励。

在"AWARD"模式的基础上,还可以进一步精简为 30 秒,具体内容为:

(1) warn:警告。世界卫生组织警告:2 个吸烟者就有 1 个死于吸烟。我警告您,新的研究表明 3 个吸烟者里有 2 个死于吸烟。

(2) advise:你一定要立刻戒烟。

(3) refer:提供帮助(以口头或提供宣传资料的形式)。例如,这份资料中有非常实用的戒烟帮助和资源信息,那里可以得到专业的戒烟指导和帮助,请尽快联系和咨询。

此方法精要简短,特别适用于时间非常有限的情况,也适用于控烟志愿者等,无需长时间训练,简单高效。应用技巧为:劝告时,注视对方,语气严肃,利用宣传材料和手势强调吸烟的危害性即两个死一个或者三个死两个,以加强警告力度。双手递宣传材料给对方,以示郑重提示。

研究表明,非专业人员基于"AWARD"模式的个性化简短戒烟干预可使戒烟率提升 23.6%,给予戒烟者 30 秒简短戒烟干预措施,戒烟率和持续戒烟率均高于无任何措施的情况。

三、注意事项

(1) 简短戒烟干预之前,医务工作者应该与戒烟者建立一种良好的互信关系;实施干预时,医务工作者应该注意自己的言行举止,同时应了解社会文化因素对吸烟行为的影响;医务工作者应该充分利用自己所能获得的戒烟资源,与其他专业人员一起协作,共同为吸烟者提供戒烟服务。

(2) 尽量采取多次干预。研究显示,接受多次咨询的吸烟者戒烟率显著高于仅接受一次咨询的吸烟者戒烟率。

(3) 烟草使用是心理和生理的双重依赖,调查显示,对戒烟帮助最大的因素为决心(96%),最大障碍为烟瘾发作(84%),因此,干预者需要重视这两种情况,帮助戒烟者树立戒烟决心,同时,在遇到复吸情况时,鼓励戒烟者。

(4) 简短戒烟干预的服务对象应该是每一个吸烟者,即首诊询问吸烟史和开展简短戒烟干预。即便是尚未准备戒烟者,也应该接受干预,以帮助他们今后考虑戒烟。针对尚未准备戒烟的吸烟者,不要试图说服其戒烟,除了提供深刻的戒烟危害警示外,同时让他们了解当想要戒烟时,随时都可以获得便捷、个性、科学、专业的戒烟指导和帮助。

(孙源樵)

第三节

戒 烟 手 段

目前用于戒烟的方法有非药物手段和药物手段,其中非药物方法包括各种行为疗法、在智能手机时代可提供建议的应用程序(APP);最主要的是药物手段即药物疗法,现在用于临床的药物主要有三种,分别为尼古丁替代品、安非他酮、伐尼克兰,而前者又可分为尼古丁贴片、尼古丁咀嚼胶、电子烟。虽然有研究认为非药物手段戒烟有效,但也有一些争议。有学者研究观察了英国共 18 929 例准备戒烟者,其中年龄大于或等于 16 岁(52.0％女性)者使用尼古丁替代品(处方药)、尼古丁替代品(OTC)、伐尼克兰、安非拉酮、电子烟、面对面行为支持、电话支持、书面自助材料、网站戒烟和催眠方法的效果,校正偏倚因素后,发现电子烟[(OR)＝1.95,95％ CI＝1.69～2.24]及伐尼克兰[OR＝1.82,95％ CI＝1.51～2.21]的戒烟成功率较使用其他方法的成功率高;45 岁以上者使用尼古丁替代品戒烟成功率更高;而在社会阶层较低者中使用网站戒烟成功率更高。而早在 2014 年,研究人员发现,与不使用任何方法相比,联合药物和专家指导下的行为干预方法对戒烟成功率增加 3.25 倍[95％ CI＝2.05～5.15],单用尼古丁替代品联合简短建议增加 1.61 倍[95％ CI＝1.33～1.94],而使用 OTC 尼古丁替代品的成功率为不使用任何方法组的 0.96[95％ CI＝0.81～1.13]。

一、非药物手段

由于烟草使用的毒性渐渐被公众及卫生健康人员认知,因此,在使用药物戒烟前,对吸烟者使用非药物手段,即行为医学方法干预,也有一些研究报道。我国人群中因疾病或其他原因自行戒烟的比例远高于西方人群。王丹等对 201 例冠心病在院患者的调查发现,11.9％因病已戒烟,未戒烟者有 67.6％拟戒烟,但无专业人士帮助。从这一调查看,提高戒烟措施的普及性有助于患者或有戒烟意愿者增加戒烟的可能性。沈益妹等对湖南农村地区吸烟者戒烟原因及戒烟意愿分析发现,吸烟者准备戒烟的原因依次为考虑自身健康(87.83％)、为孩子树立榜样(77.10％)、亲人反对(76.81％)等因素,这为针对中国吸烟人群戒烟提供了针对性指导意见。赵宪等对华北地区 16 家戒烟门诊 2016 年 7 月至 2017 年 6 月就诊的 1467 名人员(男性占 98.4％,平均年龄为 49.3 岁,平均烟龄为 23.5 年)进行分析其戒烟原因,50％以上是为了自己和家人健康,60.4％的吸烟者通过院内转诊方式得知戒烟门诊并寻求戒烟帮助。表明公众对烟草危害的认识程度尚低,也无从获得相应的支持方法。

关于戒烟及烟草危害的认识在欧美的普及率高于中国。因此,也会有各种相应手段用于戒烟。Hartmann-Boyce 等对数据库中的使用行为学干预戒烟的研究进行分析,使用的戒烟手段包括所有的非药物方法,如咨询、运动、催眠、自助材料等,研究包括 33 个系统评价,共收集了 312 个随机对照研究,观察对象共计 250 563 人,845 个不同研究组,纳入 Meta 分析。在排除证据低的研究后,经过分析发现,用于戒烟的行为学有助于提高 6 个月以上的戒烟成功率,而且无明显证据显示会增加不利影响。

随着科技发展,智能手机在戒烟中的应用也越来越广泛。根据戒烟目标开发的应用程序(APP)在各国都有应用。在葡萄牙就有 Android 和 iOS 两大系统共 41 个,其中基于 iOS 系统的更多。每个 APP 有其不同的促进戒烟的方法,也能评价使用者对治疗的依从性。目前戒烟 APP 已广泛用于戒烟中,但还需要提高内容的交互性及提供更切合的内容。

二、戒烟药物

WHO 关于烟草病的定义及命名使得公共卫生及医务人员对于吸烟人群的管理有了更有力的依据。戒烟药物可以缓解戒断症状,辅助有戒烟意愿的吸烟者提高戒烟成功率。不是所有吸烟者都需要使用戒烟药物才能成功戒烟,但医生应向每一位希望获得戒烟帮助的吸烟者提供有效戒烟药物的信息。对于存在药物禁忌或使用戒烟药物后疗效尚不明确的人群(如非燃吸烟草制品使用者、少量吸烟者、孕妇、哺乳期妇女以及未成年人等),目前尚不推荐使用戒烟药物。

目前我国已被批准使用的戒烟药物分为:非处方药,如尼古丁贴片、尼古丁咀嚼胶;处方药,如安非他酮和伐尼克兰。其中,安非他酮和伐尼克兰均有相应的适应证,需要在医生指导下使用,而且部分药物会影响这些戒烟药物在体内的代谢。

(1) 伐尼克兰:商品名为 Champix(中文译名畅沛),可与 α4β2 尼古丁乙酰胆碱受体亚型结合产生激动作用,同时阻断尼古丁与该受体结合,这是伐尼克兰发挥戒烟作用的机制。伐尼克兰能阻断尼古丁与 α4β2 尼古丁乙酰胆碱受体结合,从而激活中脑边缘多巴胺系统,而这正是吸烟强化-奖赏作用的潜在神经机制。伐尼克兰一般在口服给药后 3~4 小时达到血浆峰浓度。健康志愿者多次口服给药后,血药浓度可在 4 天内达到稳态。口服给药吸收完全,生物利用度高,口服生物利用度不受食物和给药时间的影响。多项上市前及上市后的临床研究结果表明,无论对戒烟率和持续戒烟状态的维持均明显高于对照组及安非他酮组;另外,对于合并心血管疾病、轻中度 COPD 及精神障碍者安全性也较好,因此被美国胸科协会临床问题研究组作为强推荐用于戒烟,优于尼古丁贴片,对存在并发症患者也作为强推荐用药。目前商品化戒烟用伐尼克兰有启动装和维持装,使用方便。启动装内有 0.5 mg×11 片和 1 mg×14 片药品;维持装内有 0.5 mg×28 片、1 mg×28 片、1 mg×56 片。

(2)安非他酮:属于氨基酮类抗抑郁药。适用于迟钝型抑郁症和对其他抗抑郁药疗效不明显或不能耐受的抑郁患者。安非他酮对去甲肾上腺素、5 - HT、多巴胺再摄取有较弱的抑制作用,对单胺氧化酶无此作用。本品的抗抑郁作用机制尚不明确,可能与去甲肾上腺素和(或)多巴胺能作用有关。临床应用中可以缓解戒断症状,提高戒烟成功率。对于药物的心血管不良事件来说,安非他酮并无证据增加不良反应。对 8 058 名参与者进行研究发现,伐尼克兰、安非他酮与安慰剂组的心血管不良反应相似,也未增加精神疾病不良反应的发生率,因此均可安全地用于戒烟。

(3)非处方药:用于戒烟的非处方药主要为尼古丁替代品,有尼古丁贴片、尼古丁咀嚼胶。使用低剂量药用尼古丁替代烟草中的尼古丁,用渐进减量的方式有效帮助吸烟者摆脱对烟草的依赖,减弱戒断症状,为尼古丁替代疗法。如此,烟瘾逐渐降低直至消失,使吸烟者轻松达到脱“瘾”的目的。WHO 建议使用的戒烟辅助药中,尼古丁替代疗法类产品[如尼古丁咀嚼胶(力克雷)、尼古丁透皮贴剂(尼派)等]作为一线推荐药物。尼古丁咀嚼胶(力克雷)有 36 mm(17.5 mg)、51 mm(35.0 mg)和 62 mm(52.5 mg)三种规格,尼古丁透皮贴剂(尼派)也有三种规格,分别含有 7 mg、14 mg、21 mg 的尼古丁。

美国胸科协会已公开出版了最新的戒烟药物指南。主要有以下建议:对于初始戒烟药物治疗的成人,优先推荐伐尼克兰而非尼古丁透皮贴剂,优先推荐伐尼克兰而非安非他酮(以上均为强推荐);建议伐尼克兰可以联合尼古丁透皮贴剂而非单用伐尼克兰;与电子烟相比,更建议使用伐尼克兰;推荐超过 12 周治疗期。

国内可获得的一线戒烟药物的使用方法及注意事项见表 4 - 1。关于各药品的详细说明见有关产品说明书。

表 4-1　国内可获得的一线戒烟药物的使用方法及注意事项

药品名	用法、用量及疗程	不良反应	禁忌	注意事项	规格及获得途径
尼古丁透皮贴剂	用法：撕去保护膜后迅速将其粘贴于清洁、干燥、少毛、无创面的躯干或四肢部位,贴后紧压 10～20 秒,每天需更换粘贴部位。用量：每 24 小时或 16 小时一次,每次一贴。治疗开始时宜用较大剂量,按照疗程逐渐减量。疗程：12 周或根据戒烟情况延长	局部皮肤反应(皮肤发红、针刺感、轻度瘙痒等),心悸,失眠,头晕,多梦	对尼古丁成分过敏	① 年龄＜18 岁者,吸烟＜10 支/天者,孕期或哺乳期妇女,急性心肌梗死后 2 周内、严重心律失常、不稳定型心绞痛患者,药物控制不佳的高血压患者,对胶带过敏或有皮肤病的患者慎用;② 对于有睡眠障碍的患者,可在睡前撕去贴片或使用 16 小时剂型	16 小时剂型(5 mg/片、10 mg/片、15 mg/片);24 小时剂型(7 mg/片、14 mg/片、21 mg/片)(非处方药)
尼古丁咀嚼胶	用法：置于颊和牙龈间,缓慢间断咀嚼,约 30 分钟。吸烟量≤20 支/天者使用 2 mg 剂型;吸烟量＞20 支/天者,用 4 mg 剂型。用量：第 1～6 周：每 1～2 小时 1 片,8～12 片/天(不超过 24 片/天)。第 7～8 周：每 2～4 小时 1 片,4～8 片/天。第 9～12 周：每 6～8 小时 1 片,2～4 片/天。疗程：12 周或根据情况延长	下颌关节酸痛,消化不良,恶心,打嗝,心悸(大多短暂且轻微,若咀嚼方法正确可以避免或减轻不良反应)	对尼古丁成分过敏	年龄＜18 岁者,吸烟＜10 支/天者,怀孕或哺乳期妇女,急性心肌梗死后 2 周内、严重心律失常、不稳定型心绞痛患者,药物控制不佳的高血压患者慎用	2 mg/片;4 mg/片(非处方药)

（续表）

药品名	用法、用量及疗程	不良反应	禁忌	注意事项	规格及获得途径
盐酸安非他酮缓释片	用法：口服。 用量：戒烟前 1 周开始用药。用药第 1～3 天：150 mg，每天 1 次。第 4～7 天：150 mg，每天 2 次。第 8 天起：150 mg，每天 1 次。 疗程：7～12 周或根据情况延长	口干，易激惹，失眠，头痛，眩晕等	癫痫；使用其他含有安非他酮成分的药物；现在或既往诊断为贪食症或厌食症；过去 14 天中服用单胺氧化酶抑制剂；对安非他酮或类似成分过敏；突然戒酒或停用镇静剂	每天不得超过 300 mg；心、肝、肾功能障碍患者及有过敏史和过敏体质慎用；本品可能会导致失眠，因此应避免在睡觉前服用	150 mg/片（处方药）
酒石酸伐尼克兰片	用法：口服。 用量：戒烟前 1 周开始用药。第 1～3 天：0.5 mg，每天 1 次。第 4～7 天：0.5 mg，每天 2 次。第 8 天起：1 mg，每天 2 次。 疗程：12 周或根据情况延长	恶心（轻到中度），口干，腹胀，便秘，多梦，睡眠障碍等	对伐尼克兰或类似成分过敏	有严重肾功能不全患者（肌酐清除率＜30 mg/min）慎用	0.5 mg/片；1.0 mg/片（处方药）

三、电子烟与戒烟

电子烟作为戒烟工具尚缺乏循证医学证据。有研究指出，电子烟对戒烟的帮助甚微，而且相较于戒烟药物其安全性备受质疑。

1. 电子烟与尼古丁替代治疗的比较

（1）电子烟含有多种有害物质及致癌物质，而尼古丁替代治疗（nicotine replacement therapy，NRT）药物除尼古丁外，则为木糖醇、聚酯等药物辅料，安全性明显高于电子烟。

（2）电子烟并非药物，缺乏药物从研发、上市到生产所需的严格的临床试验和药品生产质量管理规范。而 NRT 类药物是可供临床使用的药物,上市前后所积累的大量临床数据充分验证了其良好的安全性和有效性,因而被国内外众多权威戒烟指南推荐为一线戒烟药物。

（3）NRT 类药物的尼古丁含量有严格的剂量和疗程规定,在使用时剂量随时间逐渐递减,直至停止使用。而电子烟生产时无浓度规定,使用时更无推荐剂量,不少研究均证明市面销售电子烟产品中的烟碱含量与产品标注的烟碱含量不符,尼古丁摄入量无法控制,更易成瘾及摄入过量。

2. 电子烟与非 NRT 戒烟药的比较

非 NRT 戒烟药,即指除尼古丁替代药物之外的戒烟药,主要有伐尼克兰、安非他酮、去甲替林和盐酸可乐定等。从本质上看,非 NRT 戒烟药为药物,经过严格的临床验证,而电子烟是一种电子类消费品,从生产到销售均缺乏医学监管。从成瘾性看,电子烟长期使用极有可能导致尼古丁依赖,非 NRT 戒烟药则无此风险。

（王桂芳）

第四节

中医药戒烟

一、中医对烟草的认识

中医历史上有关烟草的最早记载,出于明代万历年间姚旅所著的《露书》:"吕宋国出一草,曰淡巴菰。以火烧一头,以一头向口,烟气从管中入喉,能令人醉,且可辟瘴气。有人携漳州种之,今反多于吕宋,载入其国售之。"可见,最初人们认为它有一定药用价值。明代著名医家张景岳将烟草收入《景岳全书·本草正要》:"（烟草）用以治表,善逐一切阴邪寒毒,山岚瘴气,风湿邪闭腠理,筋骨疼痛;用以治里,善壮胃气,祛阴浊寒滞,消膨胀宿食,止呕哕霍乱,除积聚诸虫,解郁结,止疼痛,行气停血瘀,举下陷后坠,通达三焦。"但也指出"此物性属纯阳,善行善散,惟阴滞者用之,若阳盛气越而多躁多火,及气虚气短而多汗者,皆不宜用",发现烟草多用、久用会燥热伤阴。

到清代吸烟之风已经很盛行,这引起了我国医家的关注。清代医家吴仪洛在《本草从新》中将烟草归为毒药类,发出"卫生者宜远之"的告诫。医家赵学敏在《本草纲目拾遗》中指出,烟草"耗肺损血,世人多阴受其祸而不觉",并列出烟草损害人体脏腑的六种病证。这时的医家都认识到了烟草的危害,并劝诫他人不要吸食,但可能是因为当时鸦片为害甚重,所以众医家对烟草的成瘾性认识不足。赵学敏还在书中记载了友人张寿庄,每日晨起咳吐浓痰,药石治疗无效,后来不食烟,竟然"晨不咳,终日亦无痰唾,精神顿健,饮食倍增",这是出自医家记载的第一例戒烟的医案。

中医认为,烟草味辛,性温,有毒。功能散瘀消肿,解毒杀虫。用于风湿痹痛,外伤,虫蛇咬伤,疥癣等。外用多煎水洗、捣烂或研末调敷。现代药理研究发现,烟草全株有毒,小剂量有兴奋作用,可引起血管收缩,心率加快,血压升高,胃肠蠕动增加和腺体分泌量增多等。烟草叶的毒性最大,常引起人的急性中毒,2 g烟草干叶即可使人致死。

点燃后烟草叶为辛燥热毒,性燥热刚烈,芳香走窜,初用会振奋阳气,提神醒脑;过后则壮火散气,出现乏力倦怠、精神萎靡的气虚之证;长期吸食,会使内热亢盛,耗伤人体津液,炼液成痰,血凝为瘀,损伤脉络,痰瘀交结,形成癥瘕;吸食日久身心对烟草会产生依赖性,戒断困难。

二、中医药戒烟的优势

戒烟的关键在于戒断心瘾和身瘾。所谓心瘾即心理对烟草的依赖,这是尼古丁长期作用的结果,使人产生想吸烟的欲望,对烟草产生心理依赖,认为吸烟可以提神醒脑、消除疲劳等,将吸烟的好处不断放大,使人欲罢不能。所谓身瘾即身体对烟草的依赖,这也是尼古丁长期作用的结果,一旦戒断会使得人体出现烦躁、失眠、头痛、恶心、厌食等不适症状,这就是我们常说的戒断反应。

中医药戒烟基于传统医学的总结经验,并在实践中取得了良好成效,同时也需要将来更多的循证科学予以支持。中医药由于其整体调节的特点对戒烟有独特的优势,针对心瘾和身瘾各有不同的妙招,而且在戒断的同时,还能通过调理不断加速身体的自愈,减轻吸烟带来的伤害。

(1) 戒断心瘾,疗法多样:中医可以通过针刺特定的穴位或者服用一些中药方剂,让吸烟者发觉烟草的味道变了,而且每个人的感觉还不太一样。有些人觉得烟味变苦、变辣、变凶或变淡;有人觉得有异味了,比如青草味、泥土味、金属味等;有的感到吸烟时喉部干燥不适,不愿把烟雾吞下,甚至有时抽不完一支烟即不愿再吸;也有少数人出现流涎、恶心等症状,总之吸烟不那么香醇、不那么令人愉悦了。

(2)针对身瘾,辨证论治:每个人因遗传、环境、饮食、生活习惯等原因会造成体质有差异,吸烟后对身体造成的损害也会有所不同,所以戒烟后每个人的戒断反应也都不一样。根据戒烟者的症状,中医内科的医生会分析烟毒侵犯了哪个脏腑的气血阴阳,产生了哪些病理产物,判断证型,决定理法方药;中医针灸科的医生会分析判断这些症状主要出现在哪些经络循行的部位,属于寒热虚实的哪种,从而制定诊疗方案。可见,中医戒身瘾是个体化精准治疗。

(3)辅助戒烟,全家支持:戒烟除了吸烟者本人要努力外,如果得到全家的支持,他一定会倍感温馨,信心大增。中医可以指导戒烟者,在日常生活中利用药膳、精油、音乐、导引等方法辅助戒烟。一方面,可反复提醒,巩固戒烟动机;另一方面,还可以从身心上减轻烟瘾带来的不适,甚至有些刚刚开始吸烟或者烟瘾程度比较低的人,可以不用吃药扎针就能戒断。

(4)综合调理,改善体质:成功戒烟后,烟毒对人体的损害要在一个很长的时间内才能消除。一般戒烟 2 个月手脚血液循环会增加,3 个月肺功能改善,1 年冠心病发病风险降低 50%,5 年中风的发病风险恢复到正常人水平。但是如果戒烟后,用中医进行综合调理,可以加速身体的自愈,减轻吸烟带来的伤害,从而改善体质。

总之,在戒烟的全过程中,如果中医介入,可以事半功倍。

三、中医戒心瘾

被应用到戒烟领域的中医疗法多种多样,如内服的中药剂型就有汤剂、膏剂、丸剂、散剂等常用剂型;外治可用的方法就更多了,如针灸、按摩、嗅吸等,其中应用最广泛、最具有潜力的戒烟疗法是针对穴位的刺激。基于目前研究证据表明,针灸是较安全的戒烟措施。

1. 方氏针灸戒烟法

针灸戒烟,在古代中医针灸典籍中未见记载,它是现代针灸的一种创新与发展。最早是由国外的医师在 20 世纪 50 年代提出的,广泛开展则在 70 年代,包括日本、美国、法国、苏联等国家。从 20 世纪 80 年代初期起,我国有关针灸戒烟的临床报道开始迅速增多,且很快跃居各国之首。其中,上海的方氏针灸第二代传人方幼安先生,就致力于针灸戒烟,并在耳针戒烟的临床与机制上进行深入探讨与研究。

(1) 耳穴

常用穴:口、肺、神门。

备用穴:皮质下、内分泌、肾上腺。

操作方法:一般仅取一侧常用穴用半寸毫针直刺,另一侧压豆。如效果不显时,可加 1~2 个备用穴。

(2) 甜味穴(或甜美穴)

定位:位于列缺与阳溪之间,距桡骨颈突边缘约一拇指之柔软处,有明显压痛之凹陷点。

操作方法:取双侧,以 1 寸毫针直刺。进针时要求患者吸气后屏住呼吸,至进针完毕才呼气。

每次戒烟治疗,取戒烟者一侧耳穴针刺,另一侧耳穴压豆;同时取其双侧甜味穴针刺。每次留针 20~30 分钟。两耳交替针刺、压豆,隔 2 天治疗 1 次,5 次为 1 个疗程。治疗期间心瘾发作时,马上按压耳穴可有效控制。烟瘾基本控制后可每周 1 次巩固疗效,一般 5~10 次可戒断。

2. 中药汤剂戒烟

中药戒烟汤剂,散在民间单验方中,需要在中医师内科或呼吸科医生指导下进行,在戒断心瘾的同时,对治疗肺部症状和戒断反应方面,也有一定优势。

(1) 鱼腥草戒烟方

组成:鱼腥草 12 g,地龙 12 g,远志 15 g。

用法:上药加水 500 ml,煎煮到水量减半即可温服。每天 1 次,早晨空腹服下,同时停止吸烟。

疗效:一般情况下,开始的时候还想吸烟,坚持服用 3~5 天以后就可以厌恶吸烟,戒除顽瘾。

方解:此方中鱼腥草归肺经,可清热解毒,地龙可清热利尿、镇痉止喘,远志可安神益智、解郁豁痰,三药共用可清肺热、化痰咳、安神志,在戒烟的同时,还可减轻戒断反应。

(2) 戒烟方

组成:炒杜仲 120 g,川贝母 60 g,甘草 60 g。

用法:文火煎成浓汁,加红糖半斤收膏。每于瘾来之前,开水冲服 1 茶匙。

疗效：照常吸烟，不可间断，日久即能断瘾，戒时毫无痛苦，并与身体有益。

方解：方中炒杜仲可补肾纳气，川贝母清热润肺、止咳祛痰，甘草清热解毒、镇咳祛痰、补脾益气，用于戒烟后咳痰喘急者。

虽然我国是开展中医药戒烟临床研究最多的国家，但是多以针灸戒烟为主，中药方剂研究不多，相关的药理学研究也极少。而且早期相关研究疗效评价标准不一，随机对照临床试验占比较少，纳入研究的方法学质量不高，这些需要我们今后不断完善。

四、中医戒身瘾

长期吸烟的人，戒烟期间可出现一系列身体的不适症状，如失眠、烦躁、精神抑郁、咳嗽、咳痰、胸闷、嗳气、胃胀、厌食、暴饮暴食等。每个人因作息状况、饮食嗜好、体质、基础疾病等因素的不同，所表现出的症状也有所不同，我们按三大系统把常见的戒断反应，根据笔者的临床经验列出相应的治疗方法，供同道参考。

1. 神经系统常见戒断反应

（1）针灸常用取穴方案

耳穴：心、脑、神门、内分泌。

体穴：神门/内关、太冲、太溪、足三里、风池。

林氏头皮针：情感智力区、感觉区上1/5。

（2）中成药（OTC）

六味地黄丸：头晕耳鸣，健忘失眠，潮热心烦者适用。

桂附地黄丸：腰冷尿多，痰饮喘咳，神疲怕冷者适用。

逍遥丸：胸胁胀痛，头晕目眩，急躁易怒者适用。

2. 消化系统常见戒断反应

（1）针灸常用取穴方案

耳穴：脾、胃、大小肠、内分泌、饥点、交感。

体穴：足三里、中脘、关元、天枢、承山。

林氏头皮针：腹腔区、情感智力区、足运感区。

（2）中成药（OTC）

保和丸：饮食不节、暴饮暴食、纳差、苔厚者适用。

麻仁润肠丸：对脾胃积热、腹胀、大便干结者适用。

补脾益肠丸：腹胀疼痛、肠鸣泄泻者适用。

3. 呼吸系统常见戒断反应

(1) 针灸常用取穴方案

耳穴：咽、鼻、肺、支气管、神门、肾上腺、内分泌。

体针：大椎、肺俞、天柱、大肠俞、肾俞、太溪。

林氏头皮针：胸腔区、双运动区和感觉区下 2/5。

(2) 中成药(OTC)

川贝枇杷糖浆：咳嗽痰黄或咯痰不爽、咽喉肿痛、胸闷胀痛者适用。

秋梨润肺膏：久咳痰少质黏、口燥咽干者适用。

清肺化痰丸：痰多作喘、肺气不畅者适用。

以上针灸常用取穴方案中，耳穴针刺可改用压豆的方法，体针可改为指压，虽刺激强度降低，但较为安全。如果服用上述相应的 OTC 药物无效，或出现了新的症状，建议尽快去医院请中医医师开具中药方剂。

五、家庭辅助戒烟

1. 美食疗法

(1) 糖渍白萝卜丝：将白萝卜洗净切成丝，挤掉汁液后，加入适量白糖。每天早晨吃一小盘这种糖渍白萝卜丝，过一段日子便会感到抽烟一点味道都没有了。

中医认为，白萝卜味甘辛，性凉，入肝、胃、肺、大肠经，具有清热生津、凉血止血、下气宽中、消食化滞、开胃健脾、顺气化痰的功效。对于呼吸系统，白萝卜可以治疗咳嗽、咳痰，最好是切碎，加上蜂蜜煎服，可以化痰润肺止咳。对于咽喉炎、扁桃体炎、声音嘶哑、失音的人，白萝卜可以捣汁，与姜汁一同服用。其用于消化系统，主要是针对食积腹胀、消化不良、食欲不振，也可以生用捣汁饮用；对恶心、呕吐、反酸、吐酸水、慢性痢疾，均可以切碎了加些蜂蜜慢慢嚼服。有口腔溃疡的患者可以捣汁漱口，有便秘的人可以生吃，也可以煮了吃。

(2) 饮普洱熟茶：法国一家医院经临床试验证实，吸烟者若每天饮用 3～4 杯普洱茶，便会变得不想抽烟，即便一时戒不掉，也能把一天 50 支的吸烟量，在 10 天内减到一天吸 5 支，长久饮此茶即能戒烟。

大家对普洱茶印象最深的可能是可以减肥，没想到它还能戒烟。中医认为普洱茶有清热、消暑、解毒、消食、去腻、利水、通便、祛痰、祛风解表、止咳生津等功效，对于有些戒烟后痰多咳嗽、胃口大增的人也有一定好处。

(3) 鱼腥草戒烟茶：对于烟瘾程度达到 4 的吸烟者，建议选鱼腥草全草(含根茎叶，鲜嫩者尤佳)30～80 g，清水洗净，晾干稍捣碎，加入水 300 ml，煎取汁 200 ml，加红糖 10～15 g 饮服，每天 1～2 次。一般连服 5～10 次即可见效。

鱼腥草别名侧耳根、折耳根、猪鼻孔等，是一种药食同源的草本植物，生长在我国长江流域以南各省的沟边、溪边及潮湿的疏林下，夏季茎叶茂盛花穗多时采收，洗净，阴干用或鲜用，凉拌鱼腥草是民间的一道传统佳肴。鲜鱼腥草煎出的汁如淡的红茶汁，芳香而稍有酸涩味，对胃无刺激性，中医认为具有健胃消食之功，还有良好的清热解毒、祛痰止咳、利尿通淋的作用，也可用于治支气管炎，肺痈、尿道炎、肾炎等。戒烟后有呼吸道症状和口臭的人，可以试一下。

2. 优雅芳香的戒烟法

中医外治法疗效独特、作用迅速、历史悠久，具有简、便、廉、验之特点，包括香薰、敷贴、膏药、脐疗等百余种方法。一般认为中医外治法起始于《黄帝内经》，形成于仲景，发展于师机。清代外治专家吴师机在《理瀹骈文》中指出："外治之理即内治之理，外治之药即内治之药，所异者法耳。"与内治法相比，外治法具有"殊途同归、异曲同工"之妙。

(1) 戒烟香囊：鱼腥草 6 g，远志 3 g，丁香 3 g，黑胡椒 3 g。打粗末，装入香囊中，可抑制烟瘾，逐渐戒烟。半月后，或感觉药味太淡后，可重新配制一贴。

中药香囊历史悠久，古人用来辟邪防病，是中华传统中的一大特色。近年来中医"治未病"学术思想得到医学界高度重视，并随着人们生活水平的提高，保健意识增强，历经数千年而不衰的香囊又逐步成为流行趋势。现代研究表明，佩带香囊对流感、过敏性鼻炎等有很好的预防作用，还可以驱蚊虫和提神醒脑。中医认为，丁香和黑胡椒有辛温开窍、醒脑提神、温阳健脾、驱秽辟疫的功效，鱼腥草清热解毒、祛痰止咳，远志宁心安神。

(2) 精油鼻吸管：取出鼻吸管中的棉芯，在其中滴上黑胡椒精油 3 滴、丁香精油 2 滴，然后将其插入鼻吸管中拧紧，随身携带，想吸烟时可拿出来在鼻下嗅吸，可抑制烟瘾，逐渐戒烟。烟瘾较轻者，仅靠嗅吸即可戒烟。

植物精油有浓度高、易吸收、见效快的优势，大约 20 分钟至 6 小时精油即可经由血液循环流至全身，被人体的器官、肌肉、细胞或神经纤维所吸收，从而发挥其疗效；而且易挥发、少蓄积，可以方便带在身边随时用，根据需要进行一定的组方，对调节情绪也有一定效果。

有人可能说，精油又不是中药，但是精油是从植物中提取，我们按中药学理论将精油按植物的性味归经,遵"君、臣、佐、使"的原则,在中医辨证论治理论指导下,配伍成方,用嗅吸的方法给药,这就可以认为其是中医外治疗法中的一种。中医外治的概念不是固定不变的,而是开放的,可以随着科技的进步和时代发展不断进行补充和修正,从而可以保持其生命力。

3. 轻松的音乐疗法

中医历来有五音入五脏之说,五音角、徵、宫、商、羽分属五行木、火、金、土、水,通肝、心、肺、脾、肾五脏。具体应用时,在全面分析病情的基础上,针对病症发生的脏腑、经络结合阴阳五行之间的相生相克关系,选择相应的音乐对患者进行治疗。现代大量研究表明,音乐疗法能刺激调节机体中枢神经系统,并促使各组织系统发挥最佳运转,改善机体物质代谢,从而减缓各种症状。

(1)戒烟过程中容易紧张失眠的人,可以听以下类型的音乐

环境音乐:流水、滴水、海浪声和蛙鸣鸟叫等,可安神定志。

太空音乐:营造庞大的空间感,令人心情舒畅飘飘欲仙。

禅宗音乐:有宁心静气、缓解焦虑的效果。

(2)戒烟过程中容易精神不振、食欲下降的人,可以听以下类型音乐

精神音乐:节奏强,能释放负面情绪和激励信心。

古典音乐、轻音乐:较舒缓,能促进食欲,有助消化。

(王海丽)

第五节

戒烟心理干预与行为矫正

烟草是人类所面临的最大且最可以预防的危险因素,烟草成瘾是一种慢性复发性脑病,已于1997年被列入国际疾病分类,具有复杂的心理学、生物学与社会学机制。烟草成瘾后的表现是多方面的,不仅包括躯体戒断症状、神经系统损害、各种躯体并发症等生理功能障碍,而且成瘾患者的心理、家庭及社会功能都受到严重损害。患者戒烟后如果未经过后续系统、全面的康复治疗,其复发率很高,复发的原因也涉及躯体、心理、家庭、社会等诸多因素。因此,应采取多方面

的综合措施来干预烟草成瘾导致的各种相关问题,才有可能促进患者全面康复,减少复发的可能性。

在我国,人们对于吸烟的健康风险总体认识水平较低,吸烟者完全凭自己的毅力戒烟成功率不到十分之一。目前,在医学帮助下戒烟率逐渐提高,但戒断成功与否,还与戒烟动机、有效戒断方法、心理及行为支持、完善社会无烟环境等有关。因此,烟草依赖的心理及行为干预具有非常重要的地位。

一、心理因素在烟草成瘾中的作用

烟草成瘾具有非常复杂的生物、心理和社会原因,是诸多因素相互作用的结果。社会文化环境、对烟草使用的态度、同伴影响、烟草价格、法律对烟草的管制等方面对人们是否接触烟草并开始尝试使用起重要作用,而对烟草效应的主观体验、是否继续使用及是否发展到成瘾则与个体的心理因素、生物学因素的关系更为密切。本节主要讨论心理因素在烟草成瘾中的作用。

1. 开始吸烟的心理因素

许多人在最初接触烟草后,是否会尝试继续使用并开始成瘾,多数与心理因素有关。

(1)好奇心理:人类有寻求刺激与新奇感受的本能。研究发现,大多数人最初开始尝试使用烟草是由于好奇心理驱使,因看到他人吸烟或听他人述说吸烟的体验而觉得好奇,便开始尝试使用烟草,逐渐导致成瘾。

(2)同伴影响:大多数人最初开始吸烟,是受同伴影响,其交往的朋友或同伴中有人先开始吸烟,在这些人的影响下开始尝试吸烟。研究表明,对于青少年来说,同伴的压力在最初使用烟草中起着重要作用。例如,有人为了不让同伴觉得自己无知与胆小,因而与同伴一起尝试吸烟。许多青少年为了获得同伴的认同,要表现出有"共同点"而使用烟草。

(3)家庭因素:家庭中父母的行为往往是子女模仿的目标,研究表明,生活在父母吸烟家庭的孩子,长大后吸烟率高于不吸烟家庭的子女。家庭因素对青少年吸烟的影响主要是指父母吸烟行为和态度对青少年吸烟行为的影响,父亲的吸烟行为与青少年吸烟行为显著相关。父母对吸烟的态度相对宽容的青少年吸烟率要显著高于父母坚决反对的青少年吸烟率。此外,那些单独居住和单亲家庭的青少年更有可能吸烟。

(4)情绪因素:人生总会遇到各种应激事件,上学、恋爱、失恋、人际关系紧张、结婚生子到子女独立离家、退休等都属于应激事件。有的人在遇到应激事件时,因缺乏健康的应对方式,觉得人生无望、焦虑不安、痛苦烦恼,为了消除内心的痛苦与烦恼,想从烟、酒甚至是毒品中解脱或麻痹自己。

除了上述应激事件导致的情绪问题外,还有一些诸如空虚、无聊等内在因素导致的焦躁、烦恼等。一些人处于这样的情绪状态时,也可能会寻求烟草来"摆脱"不良情绪。

(5)易感人格特点:研究表明具有以下人格特点易滥用烟草:①追求新奇感,即喜欢追求多样性、新奇性、复杂性的感觉与体验,为了达到新奇的体验或感觉,不顾个人健康,这类人喜欢从事冒险活动、远离传统生活方式、摆脱社会约束和避免生活单调;②反社会人格,即对社会及他人不满、敌意,具有破坏欲、虐待欲等;③冲动与情感稳定性差,存在无耐心、冲动与即刻满足心理;④情绪调节能力差、缺乏有效防御机制和应对技能、抗挫折能力差等。

(6)错误认知:缺乏对烟草危害的正确认识,如认为吸烟是时尚、有身份、体面的象征。许多人认为吸烟不会成瘾,对人体危害小。有的青少年认为"试试没关系"等而开始吸烟。另外,有人认为吸烟能放松身心、能减肥等。

(7)心理障碍:某些人患有焦虑、抑郁、社交恐怖等心理障碍,为了缓解这些心理障碍而使用烟草。我们发现临床上确有患者因为性格内向、不知如何与人交流,为提高社交技能而使用烟草的案例。这种现象被称为自我治疗行为。

(8)心理技能缺乏:心理技能是人们适应社会、人际交往、应对生活应激必备的技能。有的人因为缺乏社交技能而寻求烟草作为工具来适应社会,临床上我们发现有的患者因缺乏与人交流沟通的技能而使用烟草来提高人际间的亲近感,缩小距离感。类似的例子非常常见,有人把这种现象称为工具性使用。

(9)烟草的心理强化作用:精神活性物质均是作用于中枢神经系统而影响大脑精神活动的物质。烟草中的尼古丁可导致中枢神经系统多巴胺释放,使用者出现放松、舒适、缓解疲劳、提高工作效率等愉快体验,这是导致吸烟的主要原因(正性强化)。而当烟草成瘾后,中断使用会出现戒断反应和其他不良后果,为了避免出现这些后果也会使用烟草(负性强化)。烟草的正性强化和负性强化作用使吸烟者一直处于烟草滥用状态。

2. 烟草成瘾后的心理异常表现

尼古丁通过直接作用于中枢神经系统导致成瘾。中枢神经系统是人类精神活动诸如感知觉、思维、情感、意志行为等的物质基础,长期使用烟草导致中枢神经系统结构和功能的改变。因此,长期吸烟不仅会使患者出现一系列躯体并发症,还会影响精神健康。

（1）情绪稳定性差：成瘾患者情绪具有明显的波动性,主要表现为脾气暴躁、易冲动,没有耐心,情绪不稳,凡事要及时满足。因缺乏人际交流技巧,倾向于用简单的暴力解决问题。烟瘾发作时,如能顺利获得烟草满足烟瘾,则表现为和善顺从,同时对自己的行为后悔、内疚,决定戒烟；若不能及时获得烟草,心瘾难以控制,则表现得焦虑、烦躁、坐立不安。

（2）焦虑：患者表现为坐立不安、心神不宁等,情绪容易受环境及他人影响,无故为一些小事担心,注意力不集中,睡眠障碍等。

（3）抑郁：主要表现为情绪低落、兴趣下降、动力不足、睡眠障碍等。具体表现为：自责、缺乏自信心,自我评价过低；对任何事情都不感兴趣,话少、活动少,反应迟钝、动作行为迟缓等；严重者出现消极、厌世甚至自杀行为。有调查发现,抑郁是成瘾患者最常见的共病,患者中存在抑郁症者达三分之一以上,因此在成瘾治疗中应引起重视并进行针对性干预,必要时要转诊至精神科或心理科就诊。

3. 复吸的心理社会因素

患者烟草成瘾后,表现为躯体、心理、家庭社会功能等方面的损害,戒烟后的复吸率很高。戒烟康复过程中的许多生理、心理、社会因素会导致戒烟者再次复吸,与复吸有关的主要心理社会因素如下。

（1）戒烟动机：动机是任何行为改变的内在因素,因此戒烟动机在戒烟康复过程中起着非常重要的作用。然而,戒烟动机在治疗初期会受到各种各样内外在因素的影响,有些患者最初的戒烟动机也很强烈,下决心戒烟,但经过治疗后对烟草造成的不良后果渐渐淡忘,加之戒烟过程中出现种种困难和问题,如强烈的心理渴求、外在的应激与家庭问题等造成动机减弱。另外,成瘾后患者意志活动减退,难以长久坚持戒断。因此,如何加强及保持戒烟动机是成瘾治疗中的一个重要方面。

（2）心理渴求：烟草具有特殊的心理强化作用,导致成瘾者对烟草产生依赖,表现为对使用烟草的心理渴求感。这种渴求感在戒烟后很长一段时间内会持续存在,尤其是患者碰到烟草相关环境时更加强烈,会驱使患者主动寻觅和使用烟草,导致复吸。

（3）家庭社会因素：家庭社会因素在烟瘾的发生发展及复吸过程中均起着重要作用。敬烟或递烟在很多地区的普通民众中是一种社交礼节。研究发现,同伴的吸烟行为、对吸烟持宽容赞成的态度,同伴的吸烟人数是影响青少年吸烟的重要因素。很多戒烟者因为业务往来、交友需要、他人递烟自己不好意思拒绝而开始复吸。所以,积极的家庭社会支持有助于患者保持戒断。相反,缺乏家庭社会支持会导致复吸的发生。因此,戒烟后如何提高良好的支持性家庭社会环境是预防复吸不可或缺的方面。

（4）同伴的影响:烟草成瘾者多缺乏正性的同伴支持,他们的大多数同伴都可能是吸烟者。如果戒烟后继续与这些同伴交往,一方面增加烟草的可获得性,另一方面同伴的诱惑也难以抵挡,容易导致复吸。许多戒烟者都有这样的教训:戒烟后一回到原来吸烟的朋友圈子中,便禁不住"再来一口",导致戒烟失败。因此戒烟后如何重建健康的人际交往关系及社交网络有助于预防复吸。

二、心理行为干预概述

戒烟与其他药物依赖治疗类似,是一个较长期的过程,即通过利用各种条件,纠正患者的心理行为问题,改变不良的生活方式,使之最终摆脱烟草依赖。因吸烟者长期使用烟草,可出现情感、思维和生活模式的改变,包括吸烟相关的态度、信念、价值观和行为等。因此,治疗不仅要关注患者的吸烟行为,还要关注他作为社会成员的各方面改变。这些目标都需要通过心理干预与行为矫正来实现。

1. 成瘾治疗的基本原则

（1）个体化原则:烟草成瘾患者每个人的具体情况都不一样,任何一种治疗方法都不可能适用于所有的患者。因此,治疗应该遵循个体化原则,提供与每个患者的问题和需求相关的治疗环境、干预措施和配套服务非常重要。

（2）良好的可及性:患者的治疗动机波动很大,因此治疗应该比较方便和容易获得。当患者有治疗需求时,若不能迅速容易地进入治疗程序,有可能导致丧失治疗动机而失去治疗时机。另外,治疗并非自愿才能有效。研究发现,来自家庭、单位和政府部门的督促和压力可帮助患者进入治疗。

（3）治疗方案灵活性:心理社会干预根据患者所处的不同治疗阶段而有不同的侧重点。治疗早期,主要以增加治疗动机、提高患者自信心与自我效能为主;治疗中后期,主要是矫正烟草依赖导致的各种心理社会问题,帮助患者学习各种心理社会技能、建立健康的生活方式及预防复发。患者在不同的治疗与康复阶段其治疗需求会有所变化,因此在治疗过程中应定期评估患者的需求状况,并相应调整其治疗方案。

(4) 治疗的长期性：足够的治疗时长对于治疗至关重要，具体的治疗时间取决于患者的病情需要。对大多数患者而言，3个月或更长时间的治疗会产生更好的效果。另外，成瘾的康复是一个长期的过程，通常需要经历多次治疗。在治疗期间甚至戒烟成功之后，复吸都可能发生。要让患者有治疗失败的心理准备，鼓励患者不能放弃。

2. 行为治疗的主要目标

心理行为治疗主要是针对烟草成瘾的原因、临床表现及复吸有关的心理社会因素进行干预，帮助患者走向康复的过程，其主要目标主要包括以下几个方面。

(1) 激发患者的治疗动机：患者内在的戒烟动机是改变成瘾行为的关键，是戒烟的内在动力，若患者没有治疗动机，就不可能有戒烟行为。因此，心理行为治疗的首要目标就是要帮助成瘾者认识到吸烟对自己的健康、生活和工作造成的危害，戒烟将给自己的生活带来的积极意义，帮助其解决对戒烟的矛盾心理，激发起戒烟治疗的动机而接受治疗。在治疗过程中患者的治疗动机会随着环境变化而经常波动，动机强化治疗正是针对这一问题而发展的一种重要的心理干预技术，可以帮助患者保持治疗动机从而坚持治疗。

(2) 提高患者的自信心与自我效能：帮助患者提高自信心，相信自己有能力改变才有可能帮助患者改变烟草依赖的行为，走向康复之路。在戒烟咨询中始终要强调由吸烟者而不是由咨询者来选择和履行改变吸烟行为的计划。例如，在咨询过程中，咨询者要减少向吸烟者提出诸如"你应当这样做"一类的要求，而恰当的表述是"如果你想这样做，我可以提供帮助"。此外，在谈话中，运用吸烟者过去成功的戒烟经验来鼓励他们也是维持吸烟者自我效能的有效策略之一。

(3) 提高治疗依从性："再高明的医生，如果患者不配合，都是无济于事"。任何疾病的治疗，都需要患者遵从医生的建议完成各种治疗程序，戒烟更是如此。心理行为治疗可以通过帮助患者改变对治疗的态度与不正确认知，及如何应对药物治疗过程中出现的种种问题，以提高治疗依从性，从而提高治疗效果。

(4) 争取家庭支持：烟草成瘾在一定程度上影响了家庭关系，家庭成员易对患者失去信心和信任，另外成员之间缺乏交流与沟通，互相埋怨，这些都不利于戒烟。心理行为治疗需要帮助患者制定具体可行的计划，帮助他们解决家庭问题，改善家庭关系，使患者与家庭成员重建相互信任与理解的关系，争取家庭成员的支持,以利于患者保持戒断状态。

(5)掌握防复吸的应对技能:戒烟后许多因素都可能导致复吸,包括缺乏识别高危环境、合理化借口、渴求应对、决策与问题解决、时间和金钱管理技能。针对这些因素制定相应的应对方案,并练习这些预防复吸的技能,是烟草成瘾治疗中最基本的技术。

(6)寻求社会支持系统:调动患者内在的积极性与家庭社会资源,调整成瘾患者的生活环境,动员家庭和社会力量积极参与康复计划,建立社会支持网络,使患者具有相对良好的康复环境及氛围,帮助其保持操守。

(7)重建健康的生活方式:患者多与吸烟者交往,缺乏健康的社交圈,可能存在饮食、夜眠无规律等情况。如果这种生活方式不改变,戒烟难以成功。因此,心理行为干预应该把健康的生活方式,帮助患者更好地适应社会、家庭生活作为一个重要的目标。

3. 心理行为干预的基本原则与技巧

(1)基本原则

基本态度 烟草成瘾是一种慢性复发性疾病,心理干预专业人员应同情理解患者,要有共情能力,设身处地从患者的角度来理解接纳他,不能表现出厌恶或鄙视的态度,对患者在治疗过程中表达的观点应该持中立、接纳的态度,不去评判与争论。另外一个基本的态度是对患者的改变持乐观态度,相信患者是可以改变的,帮助其建立戒烟的信心。在治疗过程中需要有耐心,态度要灵活。

基本角色与定位 咨询师的角色是非常具有挑战性的,在不同的心理行为干预方法中可能扮演不同的角色,如教育者、激发者、建议者、指导者、对质者等。但成瘾行为改变的主体是患者本人,咨询师与患者是合作关系,治疗中的主要任务是激发、指导、支持、教育患者并使他们坚持治疗,应尊重患者自己的权利,激发患者内在的改变动机,灌输希望。咨询师应以就诊者为中心,与患者商讨共同制定治疗目标,而不是给患者规定目标,当强调患者在改变中的个人责任。

保密原则、尊重隐私 在心理行为治疗中会涉及患者的一些隐私,咨询师必须做到保密。除非影响到患者本人与公共安全的情况,否则在治疗前需要向患者保证治疗内容的保密性,让患者在治疗过程中有安全感。

不伤害原则 无论是做什么样的心理治疗,一定要以患者的利益为主要的目标,不能够伤害患者,不能够侵犯患者的生命健康权利。

建立良好的治疗关系 良好的治疗关系在心理行为治疗中起着非常关键的

作用。建立良好的治疗关系是心理行为治疗的第一步,也是良好治疗效果的保证。因此,如何取得患者的信任,让患者觉得你可以帮助他至关重要。咨询师需要向患者表达他们理解其在戒烟过程中的艰辛付出,这样成瘾者感到被人理解,有人支持他,有利于配合治疗。

（2）基本技巧

提问与倾听　倾听是建立治疗性咨询关系的基本要求。在心理治疗的会谈中,所谓"倾听"对方的谈话不仅仅是听听而已,咨询师还要借助言语的引导,真正"听"出对方所讲述的事实、所体验的情感、所持有的观念等。这种特殊的引导或说咨询师的这类方法的采用,就是我们这里所要谈的注意倾听的技巧。倾听体现了咨询师的真诚态度及对患者的尊重与重视,可帮助咨询师准确了解患者的想法与问题。咨询师可以通过眼神交流、身体姿势、言语等表达对患者的关系与兴趣。

提问包括开放式问题、封闭式问题、鼓励、说明、对来访者感情的反映和总结等。提问时应注意语气语调的运用,以免显得过于咄咄逼人。应以共情式、疑问式、语气温和的发问,让患者感到被倾听和理解。

共情　接纳和理解患者在述说过程中的看法、感受和情绪反应,设身处地地站在患者的角度去理解他所面临的问题,感受患者的感受。

鼓励和重复　鼓励是指对来访者所说的话的简短的重复或仅以某些词语如"嗯……嗯""噢""是这样""后来呢"等来鼓励对方进一步讲下去或强调对方所讲的某部分内容。这是最简单的技巧之一,然而正是这一简单的技巧,使咨询师得以进入来访者的精神世界。鼓励是一种积极的方式,它能使来访者了解到咨询师在认真地听他讲话,并希望他继续讲下去。以重复语句作为鼓励对方的一种反应,是一种很有效力的反应方式,这可以表明咨询师对来访者所说的话中关键词语的注意。通过这样的鼓励,可引导来访者的谈话向某一方向的纵深部位进行。哪怕是最简短的鼓励都可以看作是对来访者的一种强化,这种强化会影响到来访者进一步谈话的内容。鼓励或重复看上去极简单,但它对来访者的影响却是不容忽视的。在运用鼓励语句的同时,咨询师还要注意自己身体语汇的运用,如专注于对方的神情,倾听的姿势以及点头示意等。专注的神情和倾听的姿势对对方的谈话也是一种无声的鼓励,而点头所表示的含义就更为明确了。

重构　是咨询师根据来访者谈话的信息,从另外一个角度提供可能促进其行为改变的不同的解释或意义,重构帮助患者将可能没有考虑到的一些行为与后果联系起来。

　　总结　总结与我们日常所理解的意义相同。在心理治疗会谈中,总结就是把来访者所谈所讲的事实、信息、情感、行为反应等经过咨询师的分析综合后以概括的形式表述出来。总结可以说是会谈中咨询师倾听活动的结晶。总结有些像穿珠子,把来访者所表述出来的信息的主要内容清理成串,分门别类。总结是咨询师每次会谈必用的技巧之一。在收集资料式会谈结束,咨询师可以给来访者概括一下对方目前存在的几个问题,如:"从我们前面的谈话可以看出你现在主要有这样几个问题……除此以外,还有其他问题吗?"当然,总结并非只有在结束会谈时才用,在会谈中咨询师可以随时运用,只要判定对对方所说的某件事情的有关内容已基本掌握即可。这可以说是划出了会谈的一个小段落。

三、心理行为干预的主要方法和形式

　　应根据不同的文化特点与资源状况、患者的不同需求采用药物、心理、社会综合干预来治疗患者相关的各种问题,最大可能地促进患者康复、预防复发。心理行为治疗的主要方法按治疗形式可分为个体治疗、集体治疗、家庭治疗、自助集体治疗等;而根据不同理论基础,心理行为治疗又可分为动机强化治疗、认知行为治疗、行为治疗、社区强化治疗等方法,这些方法可单独或联合应用于不同的治疗形式与场所中。

1. 戒烟改变模型

　　实际生活中并非所有吸烟者都有意愿戒烟。大多数长期吸烟者都曾经尝试过戒烟,有些甚至经历过多次失败。Prochaska 于 1997 年进行的一项调查发现,在任何时间段,有 20% 的吸烟者有意愿戒烟,而有 40% 的吸烟者考虑戒烟却并没有戒烟,还有 40% 的吸烟者根本无意愿戒烟。因此,必须对吸烟者的戒烟意愿进行了解,利用意愿改变模型了解吸烟者的戒烟意愿是一种简单的方法。

　　戒烟改变模型包括以下几个不同阶段,医生在帮助吸烟者戒烟之前,首先要了解吸烟者对戒烟所处的不同阶段,才能有针对性地提供适当的干预措施。根据吸烟者的戒烟意愿,可将其改变过程分为如下几个阶段:

　　(1)尚未准备戒烟期:吸烟者尚无戒烟动机,在 6 个月内不打算戒烟。

　　(2)考虑戒烟期:仍在吸烟,但已有戒烟动机,尚未设定戒烟日期,打算在未来 6 个月内戒烟。

　　(3)准备戒烟期:决定采取戒烟行为,认真计划在未来 30 内确定具体戒烟日期。

(4) 实施戒烟期：已开始戒烟，但时间少于 6 个月。

(5) 戒烟维持期：保持无烟状态 6 个月以上。

(6) 复吸期：保持无烟状态一段时间后，再次复吸。

在成功戒烟前，吸烟者可能在打算戒烟和采取戒烟行动两个阶段之间反复多次。针对吸烟者不同阶段的个体情况，进行综合干预。

2. 动机强化治疗

戒烟的第一阶段是尚未准备戒烟期及准备戒烟期。在这个阶段，吸烟者主要面对的是戒与不戒的矛盾情感，对戒烟过程中的困难、阻力的预期，如戒断症状、体重增加、社交困难、压力难以应对等问题。这一时期要让患者认识到戒烟与疾病的相关性、吸烟对健康的风险、戒烟的益处和障碍，让患者全面考虑，权衡利弊，促进他们建立和强化戒烟动机。

(1) 了解吸烟者对戒烟的态度：患者对戒烟的态度，决定戒烟成败，了解吸烟者的思想动态，进行针对性干预，将起到积极有效的作用。治疗师要倾听和了解患者不愿戒烟的原因，戒烟对他们的重要性和困难，评估患者戒烟的信心。

(2) 认识戒烟与个人的相关性：每个人都关心自己和家人的健康。如果围绕吸烟者本人的年龄、身份、健康状况、病史、家庭状况（如家里有小孩）和以往戒烟的经历等方面，切中吸烟者关心的问题展开讨论，将会产生更大的说服力，让他们认识到吸烟对个人健康的危害和对家庭的影响，戒烟可以给自己和家庭带来的益处，有助于吸烟者考虑戒烟。

(3) 认识吸烟的风险：部分吸烟者对吸烟造成的健康风险认识比较模糊或不全面，指明吸烟对吸烟者本人可能导致的短期和长期负面影响，以及吸烟对他人的间接影响。提醒并强调与吸烟者本人具体情况相关的风险，以及吸低焦油、低尼古丁卷烟或其他烟草（如电子烟、雪茄或烟斗）并不能真正减少这些风险，有助于改变吸烟者对吸烟的认识。

(4) 认识吸烟的益处：吸烟者或多或少也知道戒烟的益处，但不一定了解得那么透彻。结合吸烟者本人的情况进行分析，让他们看到戒烟带来的近期好处和远期益处，如促进健康、增加食欲、改善体味、节约金钱、呼吸更清新、为孩子树立榜样、养育更健康的孩子、减少皮肤皱纹或延缓皮肤老化等，有助于增强戒烟动机。

(5) 认识戒烟过程中可能的障碍：戒烟过程中有一定的不适或困难，询问和了解患者过去戒烟的经历,曾经遇到的困难,设想本次戒烟可能遇到的障碍。经过讨论找到应对困难的方法,以帮助患者提高戒烟信心。

(6)增强完全戒烟的信心:没有人会去做他们认为自己完全不可能做到的事情。权衡利弊后,大部分吸烟者已认识到戒烟的重要性,此时,关键在于戒烟的信心。影响戒烟信心的因素有:①缺乏成功戒断的经历,既往戒烟均以失败告终;②没有戒烟专业人员帮助;③不会应对戒烟带来的问题;④没有戒烟的明确计划。帮助吸烟者寻找缺乏信心的原因,共同探讨增强信心的策略,有助于吸烟者克服心理障碍。提高信心的方法有:①寻求专业人员的帮助,药物帮助克服戒断症状;②获得家人和朋友的支持;③回避吸烟环境;④找出有效应对策略;⑤适当的奖励;⑥制定具体的戒断计划。

3. 认知行为治疗

行为学家认为,行为是可以通过学习和训练加以控制的,认知行为治疗的理论基础是通过识别和改变患者的不合理认知,来减少或消除适应不良行为。认知行为治疗强调认知的改变,教授、鼓励和支持个体减少或停止吸烟行为,提供新技能,强调新的、健康的解决问题的模式也可以通过学习而形成,帮助患者实现和保持戒断。

患者对吸烟行为习以为常,并没有注意行为的本质。分析患者烟草成瘾的过程,可以让患者认识到吸烟是后天习得的行为,随着不断练习而熟练,并且形成了自动思维和行为模式。烟草成瘾后,每当遇到不良情绪、压力等问题时,患者就会自动想到采取吸烟的方法来缓解。与患者讨论烟草成瘾前后对情绪和压力问题不同的应对方式,指出"有问题——找烟草"成了患者自动思维和行为模式,吸烟只是让患者一时忘记烦恼,其实问题仍然存在,吸烟改变了患者解决问题的习惯。同样的,新的行为也可以习得,反复练习可以逐渐形成新的行为模式。

复吸不是突然发生的,之前有一连串过渡事件,通过功能分析可以使患者对复吸前发生的事件和复吸产生的后果有全面认识,明确导致复吸的直接和间接危险因素。通过练习功能分析,使患者学会分析技能,随时分析自己处境的危险性,以便对复吸前的相关事件提高警惕,并找出正确的应对措施,就会扭转事情发展的方向。如果患者能学会复吸前各阶段事件的应对技能(如问题解决技能、情绪和压力管理、时间与金钱管理等),并加以练习和应用,就有助于避免复吸。

4. 戒烟后复吸的预防与应对

维持戒断状态相对于戒烟初期,过程更漫长,需要面对的问题更多。为了避免戒断后复吸,建立完全不吸烟的健康生活方式,需要更强的意志力来坚持,并需要家庭和社会辅助。在进行第一次戒烟尝试并成功后,能完全坚持不吸烟的只有不到三分之一,更多的成功者可能再次进入复吸状态,进行第二次或第三次戒烟。因此,完全戒烟过程需要经历 3~6 次的戒断尝试。复吸在早期(第一周)最易发生,两三个月后减少。无论在哪个时期,让患者学会如何积极应对,都将起到有效预防复吸的作用。

(1)早期复吸预防:吸烟者戒烟早期通常有戒断症状,如无所适从、注意力不能集中、抓耳挠腮,症状轻重因人而异。在这期间,很多吸烟者会抱怨自己戒烟没有毅力,一旦出现上述症状就会吸一支,这时即使只吸一支烟也会让其回想起以前的愉悦感觉,如果没有处理好这些症状,患者很可能开始复吸。让患者认识到这些戒烟早期的戒断症状,并提出相应的预防策略,有利于早期复吸预防。

戒断症状控制策略包括:①在一个完全控烟的环境下开始戒烟,能使吸烟的诱惑明显减少;②获得家人和朋友的支持;③及时寻求医学帮助;④回想戒烟的益处和吸烟的害处。

(2)熟悉个人的复吸高危情境:戒烟中期是个不太清晰的概念,但它是个持续的过程,大约持续 3 个月(戒断第 1 个月到第 3 个月)。大多数戒烟者在这个时期可能会遇到种种情况,如果在该阶段处理得不好,往往容易复吸。研究显示,复吸现象 99% 都是在中期。戒烟者在遇到吸烟触发因素后,发生偶吸,如果不加防范的话就可能继续发展为规律吸烟,这就是复吸的发生过程。因此,让患者了解复吸高危情境,有助于防范复吸。让患者讨论自己过去曾经复吸的原因,归纳患者的复吸高危情境,提醒患者对这些情境提高警惕,如:同吸烟者在一起时,喝了酒以后,在迫切想吸烟的情况下,吃完饭或喝了茶、咖啡以后,在感觉紧张、焦虑或与人发生矛盾时,消沉时,体重增加时等,并注意防范。

(3)复吸情境应对方法:不仅要让患者掌握预防复吸的策略,还要让其掌握应对复吸高危情境的具体方法,以利于他们灵活处理自身的问题,远离烟草。复吸情境常用应对方法有:①了解烟瘾的特点:吸烟的强烈欲望只会持续几分钟,最好的办法就是等待它过去。②对困难有所准备:戒烟者在碰到吸烟者之前,事先设想"敬烟"等此类情形,练习拒绝别人给你递烟的技能,这样便可以谢绝同伴的邀约,避免受他们的影响而复吸了。③避免潜在的复吸情境:当忍不住要吸烟时,赶快离开你所待的地方,去散散步或者休息一下。④转移注意力控制对烟草的渴求,方法有:对于常见的习惯如饭后吸烟,吃完饭后立刻离开餐桌,去刷牙或去做其他活动。⑤控制情绪,摆脱消极状态:消极、紧张的状态也很容易导致复吸,这时需要解决引起紧张的原因,积极调整自己的情绪。⑥应对体重增加:戒烟后,有些人的体重会增加,应采取科学合理的方式控制体重。

(4)偶吸后如何重新回到戒烟状态:戒烟患者往往希望自己马上成为完全戒断的无烟者,然而往往大部分戒烟者偶尔会在特定场合再次吸一支烟,这时他们认为自己又重蹈覆辙,并且感到内疚、自责,失去信心,因此放弃戒烟,导致复吸。此时,要让患者认识到,偶吸不等于复吸,偶吸后要原谅和继续控制自己,重新回到戒烟状态,仍然是对戒烟目标的坚持。但是要提醒患者,复吸是从偶吸开始的,控制偶吸有利于继续戒断。

(5)复吸后如何重新开始戒烟:许多戒烟后复吸的患者往往丧失信心,认为自己戒不了烟。其实戒烟后复吸并不可怕,很多最后成功戒烟的患者都或多或少地经历过复吸。要积极应对,总结失败的经验和教训,接受并及时处理它。让患者了解这一点并学习如何重新开始非常重要。复吸后如何重新开始戒烟:①回到戒烟开始时对你最有帮助的人身边;②学会应对情绪技巧;③找回失去的信心——你曾经是完全戒烟者;④设定新的目标和奖励措施;⑤寻求医生的帮助,是否需要改变使用的药物;⑥获得新的支持途径。

5. 转诊

当一个人的心理需求不能得到满足或遇到挫折等负面事件时,往往产生诸如自己没有价值、不可爱、没有人在乎自己等负面想法。如果反复暴露于负面事件,久而久之,负面想法就会渗入潜意识。尤其是在童年时期,对事件不能全面理解,形成局限性信念,造成低自尊,损害工作、学习以及与他人的交往能力。如果人们长期生活在这样的困扰中,就会产生很多心理问题。因此,重新认识自己,促进心理成长,将为远离烟草提供强大的心理能量。

吸烟不仅是患者个人的问题,也是家庭需要共同面对的问题。由于患者多年的吸烟经历,对家庭成员导致不同程度的心理伤害;为了让患者戒烟,家庭成员也想尽办法,其中不乏唠叨、责骂等方式,这样长此以往或多或少地对患者心理也造成伤害。家庭成员之间有一定的隔阂,甚至沟通困难。创造机会让家庭有效沟通,恢复他们之间的关系,有助于患者戒烟。

在戒烟过程中,有一个强大的"敌人"在伺机攻击患者,那就是所谓的"心瘾"。戒烟不单只需要医生的简单建议或家人的督促,还需要来自多方面的支持。建立戒烟小组,可以让戒烟者感受到小组同伴的理解和接纳,持续得到戒烟相关信息、戒烟及预防复吸、控制戒断症状等方面的经验和建议,他们互相鼓励,分享成功的经验,探讨失败的教训,有助于达到戒烟成功的目标。

不管是促进心理成长的心理动力学治疗、改善家庭功能的家庭治疗,还是建立戒烟小组的团体治疗,都需要专业的精神科医生、心理咨询师的帮助。如果遇到有上述问题的患者,反复戒烟失败的患者,伴有明显的抑郁、焦虑、睡眠障碍的患者,都需要转诊至精神科、心理科继续治疗。

（杜江,王海红）

第六节

戒烟门诊建设

1956 年,瑞典心血管医生 Booe Ejrup 在斯德哥尔摩建立世界上第一家戒烟门诊后,很多国家先后建立了戒烟服务机构,包括各类戒烟门诊、戒烟中心、社会及家庭戒烟咨询等,为那些想戒烟的吸烟者提供医疗援助。有研究表明,具有戒烟意愿的人群较少,靠自我毅力戒烟成功者更少,1 年内成功率约 7%,但是在专业人员指导下,戒烟的成功率可显著提升,特别是在戒烟门诊医生指导下的心理、行为及药物综合治疗下可达 50% 以上。因此,各级医疗机构建立戒烟门诊可以为戒烟者提供专业、科学且正确的戒烟指导,同时通过长期的随访、监督和管理,有利于更多主动戒烟者成功戒烟。

一、人员和设备配置

在医院范围内,"控烟"包含构建"无烟环境"和提供"戒烟服务"两个方面。其内容包括:①无烟环境:医院室内完全禁止吸烟,没有烟头,没有吸烟者。医院所属区域有明显的禁烟标识,所有建筑物入口处、候诊区、会议室、厕所、走廊、电梯、楼梯等公共区域有明显的禁烟标识。医院内不销售烟草制品。医院内无烟草广告、促销和赞助。②无烟宣传:控烟宣传材料。开展以控烟为主题的宣传活动,如讲座、咨询等。③戒烟服务:医生询问门诊、住院患者的吸烟史,对其中的吸烟者进行简短戒烟干预并有记录。并在相应科室设立戒烟门诊,开展戒烟服务和咨询。

戒烟门诊是对吸烟者进行专业化戒烟干预的一种有效途径与方式,是诊治尼古丁依赖症的专业性诊治平台,其对象主要是简短干预效果不佳或自愿接受强化戒烟干预的吸烟者。戒烟门诊的人员和设备配置要求如下:①在医疗机构的相关科室设立戒烟门诊,并在本医疗机构中明确挂牌。有条件的医疗机构可设立单独的诊室供医生进行戒烟干预。②配套设备包括:血压计、体重计、听诊器、呼出气一氧化碳检测仪、唾液或尿液可替宁检测试剂盒以及配备相应的戒烟药物。③配备吸烟及戒烟相关宣传教育材料,戒烟门诊首诊登记表、随访登记表。④配备专门的、有能力提供戒烟服务的医务人员1~2名。临床执业要求:医生:必须是执业医生,有5年以上临床工作经验,中级以上专业技术职称,有条件的机构配备经过专业培训并获得资格认证的戒烟医生。护士:护士必须具有执业证书。热爱控烟工作;爱岗敬业,有责任心,具有一定的人际传播和心理咨询的技巧,接受过戒烟服务技术与技巧的培训,培训合格。⑤每家戒烟门诊有固定的出诊时间,至少每周开诊一次,每次时间不少于半天,每个患者至少15~30分钟,人多可以小组治疗。根据工作量,可适当增加开诊时间。⑥所有戒烟患者门诊病历进行归档,每例患者都有独立的案例登记和诊疗记录,并根据随访时间进行戒烟效果评价。

二、工作流程

戒烟门诊是对吸烟者进行专业化戒烟干预的一种有效途径与方式,戒烟干预遵循"5R"和"5A"原则:即以"5R"法增强吸烟者的戒烟动机,用"5A"法帮助吸烟者戒烟。

1. 对于暂时没有戒烟意愿的吸烟者采取"5R"干预措施

"5R"具体内容如下:相关(relevance):使吸烟者认识到戒烟与其自身和家人的健康密切相关。危害(risk):使吸烟者认识到吸烟的严重健康危害。益处(rewards):使吸烟者充分认识到戒烟的健康益处。障碍(road-blocks):使吸烟者知晓和预估戒烟过程中可能会遇到的问题和障碍。同时,让他们了解现有的戒烟干预方法(如咨询和药物)可以帮助他们克服这些障碍。反复(repetition):反复对吸烟者进行上述戒烟动机干预。医生要首先了解吸烟者的感受和想法,把握其心理。医生应对吸烟者进行引导,强调吸烟的严重危害、戒烟的目的和意义,解除其犹豫心理,使之产生强烈的戒烟愿望并付诸行动。

2. 对于愿意戒烟的吸烟者采取"5A"戒烟干预方案

"5A"具体内容如下:询问(ask)并记录所有就医者的吸烟情况。建议(advise)所有吸烟者必须戒烟。评估(assess)吸烟者的戒烟意愿。提供戒烟帮助(assist)。向吸烟者提供实用的戒烟咨询。向吸烟者提供戒烟资料,介绍戒烟热线(全国戒烟热线 4008885531、4008085531,卫生热线 12320)。推荐有戒烟意愿的吸烟者使用戒烟药物。

3. 戒烟门诊具体工作流程

①询问病史,特别是评估烟碱(又称"尼古丁")成瘾程度,烟碱依赖表。②体格检查,呼出气一氧化碳检测。③同步填写登记表,包括患者一般情况、体格检查、吸烟情况、烟碱成瘾程度,复诊患者记录吸烟情况,是否有戒断症状及处理。④开展咨询与戒烟干预:进一步强化烟草危害,增强戒烟决心,强调烟草成瘾是慢性成瘾性疾病,具有高复发性,有其心理依赖和生理依赖,戒烟过程中可能出现的问题,戒断症状、心理依赖可能伴随终身,提醒患者警惕面临的问题。对于有戒烟意愿的,可处方戒烟药物帮助戒烟,提高戒断成功率。戒烟医生熟悉戒烟药物的适应证和禁忌证,为戒烟者提供专业的戒烟诊治。⑤随访:根据每个患者初诊时间,按照戒烟 1 周、1 月、3 个月和 1 年进行随访患者,进一步进行健康教育,评估戒烟效果、随访方式可不拘于电话随访,微信群、手机软件。研究表明,随着随访次数的增多,戒断率显著增高。⑥资料档案的收集与管理:建立吸烟患者库,进行相应的科学研究,总结戒烟成功经验,分析患者复吸的原因,为戒烟者提供更好、更科学的个体化的治疗方案。

4. 戒烟门诊患者随访

在戒烟门诊患者随访中,督促正在戒烟者保持无烟状态,同时还有一个重要任务就是:对于已戒烟者采取措施防止复吸。复吸多发生在戒烟后较短的时间内,新近戒烟者面临较高的复吸风险,但戒烟数月后甚至数年后仍可发生复吸。对于开始戒烟者,医生应给予充分肯定。并强调戒烟对健康的巨大益处,帮助他们解决戒烟中遇到的问题。医生应持续关注戒烟者的戒烟进程,并告知戒烟者若出现复吸倾向主动向医生寻求帮助。对戒烟成功者,医生可与他们强调戒烟的经验,进一步巩固戒烟状态。告诫戒烟成功可能还会遇到诱导其复吸的因素,应有所戒备并加强抵制。告知戒烟者如有复吸发生,应尽早报告医生获得及时干预,不要"羞于"报告。

三、戒烟门诊模式探索

1. 戒烟门诊与门诊戒烟相结合的戒烟模式

由于烟民对烟草危害认知偏低,很多已经罹患烟草相关疾病的患者会到各个专科就诊。这样就要求我们每一位医生应当明晰烟草的危害,以疾病防治指南为指导,将戒烟干预纳入慢性非传染性疾病管理的各个环节。以慢性阻塞性肺疾病(COPD)为例,戒烟对于轻症 COPD 患者是最有效的减缓肺功能下降的干预措施,COPD 患者早期诊断并进行戒烟教育可使患者受益。戒烟均已纳入欧美很多国家主要慢性非传染性疾病的防治指南中,欧洲风湿病联盟将戒烟作为风湿病患者并发心血管疾病的核心防治措施之一。首诊医生常规询问吸烟史,对正在吸烟的患者进行劝诫。研究表明,即使简短劝诫也会对部分患者有效,告知烟草依赖症患者已经患有慢性成瘾性疾病,必须戒烟,戒烟是治疗的一部分,在治疗烟草相关疾病的同时,对烟草依赖症进行诊治,即使在繁忙的临床工作中,尽可能提供戒烟帮助,建议患者到戒烟门诊就诊或拨打戒烟热线 12320 获得帮助。

2. 建设多学科戒烟门诊

正因为烟草成瘾导致多种烟草相关疾病,累及全身几乎所有的系统器官,可通过组建多学科戒烟医生团队,涉及呼吸科、胸外科、心理科、心血管内科、血管外科、神经内外科、内分泌、泌尿外科、血液肿瘤科、妇产科、儿科等,每个专科都有自己的戒烟医生,负责所在科室定期交流培训,提高医生对烟草危害的警惕和增强戒烟意识,将戒烟贯穿所有的临床工作。

综合医院建议设立多学科戒烟门诊,如有条件,建议设立以心理科为轴心的多学科联动的戒烟门诊。烟草依赖表现在躯体依赖和心理依赖两方面,心理依赖即"心瘾",可能伴随吸烟者终生,表现为主观上强烈渴求吸烟,也是复吸的重要因素之一,这些都需要心理科医生的介入。

3. 面向社区的戒烟干预模式

初级保健(community-oriented primary care, COPC)这一概念在 20 世纪 20～30 年代由两位南非的临床医生首次提出。2001 年,Longlett 等将 COPC 定义为一种方法,即利用流行病学、临床医学、预防医学和健康促进等原理和技术,在社区范围内为个体和群体提供综合性的初级保健服务。COPC 重视社区环境和生活行为等因素与健康的关系,将以个体为单位的诊疗服务和以群体为范围的卫生干预有机地结合起来。通过 COPC 模式开展戒烟干预,是以社区为基础,为各类吸烟者群体提供安全、有效、方便、价廉的卫生服务,改善健康的重要策略和方式。

虽然 50％以上的初级保健提供者通常不提供戒烟干预服务,这种情况在中低收入水平国家中尤为明显,但是在英国、美国和新西兰等多国面向社区的控烟干预项目已开展多年。根据 WHO 的估计,把针对所有吸烟者的戒烟干预纳入基础卫生保健服务,有可能取得如下效果:每年服务的人数达到全体吸烟者的80％以上;激励 40％的吸烟者尝试戒烟;帮助 2％～3％的吸烟者接受简短建议,并且成功戒烟;形成非常有前景的转诊资源,产生更强烈的戒烟服务需求,比如戒烟热线和专业的烟草依赖治疗。

社区戒烟干预要兼顾灵活性、可及性和经济承受能力。一般来说,可从以下9 个方面进行:①初级保健提供者在烟草控制和烟草依赖治疗中的作用;②烟草使用和烟草依赖的基础知识;③简短戒烟干预概述;④询问、建议和评估是否准备戒烟;⑤处理戒烟动机不足;⑥帮助和安排随访;⑦解决非吸烟者吸入二手烟的问题;⑧药物疗法介绍;⑨在社区团体中促进简短戒烟干预。

社区开展戒烟,形式更加灵活,如将戒烟纳入慢性病管理的具体环节,Aimer 等制定了面向风湿性关节炎(rheumatoid arthritis, RA)群体开展戒烟干预的详细内容;有兴趣帮助吸烟者戒烟的非吸烟或已戒烟社区人员(被称为烟草治疗倡导者或同伴激励者),由专业人员进行烟草相关知识、吸烟者劝诫技能及治疗的培训,他们借助社区的非医疗环境进行劝诫及随访,能够增加社区吸烟者使用戒烟工具和提高戒断率,这种模式也值得我们借鉴。

总之,基础医疗和临床服务的未来,取决于初级保健层面上个人健康和公共卫生的整合。以初级保健为基础开展社区戒烟干预,能够有效改善群体健康,并为公平和社会和谐做出贡献。

四、戒烟门诊认知的宣传

虽然中国烟民数量位居世界第一,但是社会对烟草危害的认知不全面和不科学,存在很多误区,如低焦油烟就是低危害、戒烟会生病等;戒烟的意愿不强,付诸行动的更少;即使认识到危害性,也没有烟草依赖是慢性病的概念,到戒烟门诊寻求帮助的比例更少;大多戒烟者采取干戒,或者借助电子烟等非科学方法。来戒烟门诊就诊的患者主要来源：看其他疾病发现医院设有戒烟门诊，就诊时医生建议；预约系统发现戒烟门诊；曾在戒烟门诊就诊的朋友、同事介绍；世界无烟日义诊、报纸、电视等媒介宣传等。故戒烟门诊工作需进一步加强自身宣传，广泛宣传烟草危害，提高民众的健康意识，强化"烟草依赖是慢性病，是病就得治"，主动到医院寻求帮助，同时广泛宣传戒烟门诊和戒烟热线12320，让吸烟者能够得到专业的戒烟帮助，轻松戒烟，从而提高戒断率。医院充分利用院内可能的空间，在院内环境和候诊区域，利用橱窗、内部电视/视频、宣传手册、电子显示屏和网络等形式对戒烟门诊进行宣传并开展吸烟危害及戒烟知识传播，让到医院就诊的患者及家属都能了解到吸烟的危害及科学的戒烟方法。

同时建议各级医疗机构戒烟门诊与本地区健康促进中心进行合作，将科学、正确的烟草危害相关知识以及科学、合理的戒烟方法通过传统媒体和新媒体相结合的方式进行持之以恒的宣传。

五、医务人员控烟意识和戒烟技能培训

在吸烟人群中，少部分医生自己也吸烟，甚至会在患者面前吸烟，当医生自身存在对烟草的错误认识之时，可想而知，这部分医生实施劝诫的行动会更少。一项调查研究表明，我国医生对烟草危害的重视程度不够，控烟意识不强，戒烟服务能力不足：45.2%的医生表示在接诊患者时经常或总是询问患者的吸烟情况，94.8%在知道患者吸烟时会建议患者戒烟，既往处方过戒烟药物的医生仅有2.4%。2019年，在上海市健康促进中心的推动下，上海各级医疗机构推行"医者先行"活动，从医生自己做起，医生自己不吸烟，帮助吸烟的医生戒烟，同时作为医生帮助尼古丁依赖症的烟民。

戒烟门诊的专业人员，需要不断地学习烟草病学的国内外新进展，接受专业戒烟技能的培训，建立戒烟医生沙龙，交流控烟经验，不断提高自身的劝诫技巧和戒烟综合技能。

戒烟医生同时也要承担戒烟知识的培训任务，医生烟草危害意识的培训从医学生开始，建议开设烟草病学课程，内容包括烟草流行、烟草危害、戒烟益处、成瘾机制、戒烟药物使用、心理干预、戒断症状处理。烟草病学相关知识的培训涵盖全院新员工、培训基地医生培训、进修医生、社区基层医生等各个层次的医生，烟草病学知识纳入医学生常规授课以及临床医生继续教育的内容，只有这样才能提高医生整体的戒烟综合技能。

六、相关政策及经济支持

戒烟门诊相对其他专病门诊就诊数量少,以心理辅导、行为治疗为主,因需要与烟草依赖症患沟通,强化劝诫,每个患者耗时长,至少半小时,同时检查少、用药少,经济收入少,缺乏积极性,这都需要政府、社会、卫生系统及医院各个层面给予强力的政策及经济支持,预防和减少烟草相关疾病损失的发生,最终减轻国家、社会的负担。目前我国的烟草控制投入与其他国家和地区的还存在显著差距,亟待进一步增强。

戒烟门诊工作的开展也与医院各个部门的协作密不可分,如宣传科对烟草危害、戒烟门诊的媒体宣传,预防保健科、医务科、教学科对戒烟门诊的政策制定、控烟工作临床考核指标、员工及培训基地轮科人员安排戒烟培训,护理部从护理人员层面的戒烟培训要求、药剂科对戒烟药物供给保障等。控烟工作的顺利开展,不是临床医生出戒烟门诊这么简单,需要医院领导重视、各个相关部门积极配合和支持才能完成。

控烟任重而道远,戒烟门诊作为控烟的一项重要举措,只有重视及加强戒烟门诊建设,不断壮大控烟队伍,预防未吸烟者吸烟,帮助吸烟者戒烟,才能达到防治烟草相关疾病的目的。

(周剑平)

第七节

戒烟门诊案例

案例 1(支气管肺癌患者) 周某,男,65 岁。

[初诊日期:2020 年 12 月 23 日]

主诉:吸烟 40 余年,间断咳嗽 5 年,伴痰血 1 个月。

现病史:患者 25 岁开始接触烟草,由于工作及应酬,抽烟量逐渐增多,此后发展为固定每天两包(40 支左右),吸烟时间为 40 年。近 5 年有间断咳嗽,每年 2～3 个月,伴少量白痰。近 1 个月,间断出现痰血,每天 2～5 次。无发热、脓痰等症状。家属催促其就诊并要求戒烟。

既往史：高血压病史 10 年，口服氨氯地平片，血压控制不详。

婚育及家属史：已婚，育一女。母亲有乳腺癌病史，已故。父亲体健。

查体：神清，精神可，口唇无绀，有杵状指/趾。桶状胸，两肺呼吸音低，两肺未及明显干湿啰音。HR 72 次/分，律齐。腹软，无压痛及反跳痛。神经体征（一）。T 36.8℃，P 72 次/分，R 18 次/分，BP 140/70 mmHg。

辅助检查：胸部 CT 平扫示：左侧肺门处肿块 4.5 cm，侵犯左肺动脉干，左侧支气管末段可见支气管腔内壁不规则，弓下淋巴结及隆突下肿大，两肺肺气肿，局部肺大疱伴双下肺慢性炎症。肺通气功能：通气功能轻度混合型减退，FEV1 68%，FEV1/FVC 88%，RV/TLC 122%。尼古丁依赖性评分：9 分（重度）。

诊断：肺部阴影，支气管肺癌；慢性支气管炎，COPD，GOLD 2 级，B 组；原发性高血压病Ⅰ级；烟草依赖症（重度）。

戒烟门诊技巧

要点：原发病诊断与治疗，并告知患者原发病与烟草的相关性，以及烟草对治疗疗效的影响。

ask（询问）：询问患者主诉、病程、既往史、手术史及家族史；询问烟草使用情况，重点关注吸烟的成瘾原因，目前患者基础健康情况以及患者及家属对患者健康的关注情况。

advise（建议）：建议戒烟。介绍吸烟与多种疾病的关联，如烟草会造成呼吸道损伤（咳嗽反复发作，易导致 COPD 及哮喘），烟草对心脑血管的影响（不利于高血压控制），烟草与肿瘤的关系（吸烟是肺癌发生的一个常见的病因，且吸烟对治疗的疗效有影响），烟草对家人的影响（二手烟对妻子及女儿的影响）。

assess（评估）：评估尝试戒烟的意愿和烟草依赖的程度。尼古丁依赖性评分为 9 分（重度），告知其戒烟的必要性，再次坚定戒烟的信心。

assist（帮助）：肺内病灶的诊断与治疗；帮助吸烟者戒烟；对患者家属宣教以帮助戒烟；必要时予药物干预。

arrange（随访）：肺癌患者往往对疾病有恐慌及害怕的心理，每个人都有生存欲望，所以一旦知道患肺癌（患者一般都知道吸烟与肺癌的相关性），会有强大的意愿去戒烟，而且患者常常会伴有咳嗽、疼痛、痰血等症状，这些症状会转移戒烟引起的不适。所以这些患者经过正确引导，积极治疗，戒烟很容易完成。此外，配合积极宣教、定期随访。

戒烟处方

（1）原发病治疗：予化疗、靶向或免疫等治疗。

（2）对症治疗：予止咳、化痰、平喘、止血等对症支持治疗。

（3）树立戒烟信心：告知患者戒烟有利于提高原发病治疗效果，增强患者戒烟的决心和信心等。

（4）戒烟药物：酒石酸伐尼克兰片启动装遵医嘱服用。

（5）适当运动或阅读，分散注意力。嘱生活规律，饮食清淡，听轻音乐舒缓情绪，平息心情。

（6）配合中医药调理。

[复诊日期：2021 年 1 月 6 日]

患者目前已戒烟 2 周，无明显心烦易怒、疲倦感等不适。神清，气平。口唇无绀，咽红充血。两肺呼吸音低，两肺未及干湿啰音。HR 84 次/分，律齐。腹部体征（一）。神经体征（一）。T 36.8 ℃，P 88 次/分，R 18 次/分，BP 145/80 mmHg。

行支气管镜检查活检以及疾病分期等全身检查。尼古丁依赖性评分：0 分（轻度）。烟草依赖症转为轻度。

戒烟门诊技巧

要点：已诊断出肿瘤，令患者对吸烟危害引起足够的重视。

（1）告知患者及家属吸烟是肺癌发生的诱因之一，强烈建议戒烟，争取家属的支持。

（2）积极配合原发病治疗，降低对烟草的渴望；和家人多沟通，获得家人的理解与支持。

（3）深呼吸。告知其想要吸烟时可以去阳台呼吸新鲜空气。

戒烟处方

（1）巩固戒烟信心：积极原发病的诊断和治疗。

（2）饮纯水及果汁等健康饮料缓解咽部及胃部不适。

（3）做其他事情，如和家人、朋友聊天或看书、运动等分散注意力。

（4）饮食清淡，生活规律，早睡早起。

（5）配合中医针灸等治疗。

（张伟）

 案例 2　张某，男，68 岁。

［就诊日期：2020 年 7 月 15 日］

情况介绍：吸烟 40 余年，因患肺气肿自愿戒烟，但戒烟 3 天后复吸。自诉因家属反复告知吸烟对家庭有影响而感到反感，故赌气决定放弃戒烟。患者诉："医生，我已经三天不吸烟了。但家里的老太婆太烦了，一直说家里有烟味，身上有烟味，被子上有烟味。气死我了，昨天又开始吸了。吸给她看，看她怎么办。"T 36.9℃，P 88 次/分，R 20 次/分，BP 146/88 mmHg。

现在国家在全面推广戒烟宣传。吸烟的危害，很多人都知道了。医院开展的戒烟门诊，使用药物戒烟、跟踪患者治疗等各种方法，但有时效果并不很好，其中有部分原因是缺乏家属的配合。

问题来了：家属怎么配合他们戒烟呢？一般认为，就是让家属反复叮嘱吸烟者，并讲一大堆吸烟对人体的损伤、对家人的危害等道理。其实，这反而会让吸烟的人时时处于高度紧张，感觉总被人盯着，让他们觉得孤立无援。

戒烟心理建议技巧

家属规劝方案：

第一步：要接纳他们吸烟这个事情。吸烟上瘾，有多种原因。如果真正爱护自己吸烟的亲人，首先应该了解一下当初他们为什么会吸烟，是不是工作压力大了，是不是想标新立异，还是觉得好玩。在放松状态下，同他们聊聊过去，找一下原因。让他们再沉浸在吸烟的状态一会儿，有个缓冲过程，不要感到戒烟是一个很困难很可怕的事。亲人关系好了，这样他们才会听进去别人的建议。

接纳不是忍受。忍受是在积攒不满、怒气，最终会一发而不可收拾。接纳既不是逃避，也不是假装若无其事，而是一种超越，需要提升不吸烟家属认知。

接纳吸烟的亲人，不是说拒绝戒烟。不要把戒烟看成一种战斗，这样会让人产生一种防御的心理，一种压迫感。平时改变自己的习惯已经很难了，改变他人则更加难。不要指望短期内能改变这个吸烟成瘾习惯。

第二步：观察一下你家里亲人吸烟的习惯，是早晨起来上厕所时吸第一支烟，还是吃了早饭以后第一次吸烟。每天把第一次吸烟的时间记下来，过几天告诉他们，每次延后5分钟或10分钟。坚持下去，允许有反复，能做到的话就鼓励一下。若有半天或者一整天不吸烟，这个就相当成功了。

吸烟有时就是一个习惯动作，他们往往是忘不了这个动作。接下去可以做第三步：在最初戒烟的困难时期，尽可能地让吸烟者使用替代品，如嚼口香糖，手上拿支笔或者出去逛一下，但不要去让吸烟者勾起回忆的地方。

第四步：把吸烟的钱省下来可以奖励下自己。吸烟的亲人，就像一个孩子，不要指责他。哪里有压迫哪里就有反抗。特别当他本人有戒烟的意愿时，那更加不要在旁边唠叨。

真诚地接纳吸烟亲人，这绝不是无奈的放弃，是让你心情平和地去处理问题，接纳吸烟亲人的感受。

有时候赞赏亲人戒烟成功，并不是单纯地表扬这个结果：你今天不吸烟了。可以用这种方法，比如他今天延迟吸烟10分钟，就可以跟他聊聊怎么会做到的。做一个倾听者，引发他自己讲戒烟的感受，那他自己就有成就感。

家里的亲人们，当俯下身，多想想吸烟人的感受。真爱自己的亲人，必须全面接受他的一切，相信他们会戒烟的。我们也可以从中学到更多的东西，家是个港湾，是一个让人感到温暖、开心的地方。那个让人休息调整的地方，获得安全感和帮助的地方，并不是一个战斗的地方。

（何炜）

案例3 孙某，男，53岁。

[就诊日期：2021年3月10日]

情况介绍：吸烟20余年，反复戒烟1年余。每次戒烟10～20余天后复吸。慢性阻塞性肺疾病（COPD）史1年。T 37 ℃，P84 次/分，R18 次/分，BP128/73 mmHg。

经常在戒烟门诊中听见一些新诊断COPD患者说："医生，我知道吸烟对我身体不好，恨死这个坏习惯了，但戒了好几次，就是戒不掉。"

旁边家属趁机唠叨："平时让你戒，总不戒，这下好了吧，看你还抽。"

"戒不掉烟，这不全是你的错。"我对吸烟者说。

"啊，真的吗？"许多吸烟者都很诧异。

为什么我会这样说呢？

都知道吸烟是个不好的习惯，但这个习惯，不是你的敌人。坏习惯是你生命中的一部分，接受它才能改变。

戒烟心理建议技巧

第一，需要找一下当初吸烟的原因。有些是为了好玩，有些是为了躲避或者逃离某种不好的情绪，有的是为了工作的方便。当初吸烟肯定给你带来了好处，但它现在对你可能带来不利。当下你首先要接纳这个习惯，不要过于排斥它。

第二，接纳。很多人可能会不理解，怎么可以这样呢？吸烟这个坏习惯，怎么能接纳呢？

生命中绝大部分习惯都是你的朋友，为了帮助你生活下去。你需要带着平常心，面对你原来的缺点，甚至恶习，把它们当作朋友来看待。

你若发誓要打败吸烟这个坏习惯，有时候，坏习惯会被暂时击败，但大部分时候，你给它压力越大，这个不好习惯会更加强烈地反扑过来。若要与这个习惯做永久告别，我们首先是接纳它们，回忆了解吸烟这个事发生的原因，这时候改变已经真正开始。实际上，真正能戒烟的人，是一些有强大的自控力、内心平和的人。

第三，首先不要强迫自己戒烟。表面上你对自己很负责，潜意识来看，你的内心会有很多冲突。反复戒，反复抽，又再戒。越抗拒，越离不开它。只有在内心强大的时候，在谈笑间，让其灰飞烟灭。

第四，如果你没有真正想从内心戒烟，就不要戒，找个不影响人的地方，有节制地抽吧。因为你在吸烟和戒烟的利益选择上，还会觉得吸烟对你有好处。若只是因为家人的要求、社会的压力、外界科普资料连篇累牍的报道而让你因此戒烟，这是很难做到不吸烟的。

当你自己真正想要戒烟，内心拥有驱动力时，可能就预示成功了一大半。吸烟已经是根深蒂固了，该如何操作呢？

新的办法，一开始必然是脆弱的。首先，可以从最简单的事做起，上午第一支烟可以推迟半小时，与自己做个约定，每天都能这样完成，你会对自己越来越有信心。第二,可以在预定的一个时间段不吸烟。只要是你自己真实的想法,不是做给别人看,就离成功很接近。要承认吸烟不好,但不必自责,接纳吸烟是你以前生活的一部分,它曾经给你带来好处,但现在产生了一些问题,要与这个老朋友逐渐分离。带着平和的心去与之和解,不要抗拒,越抗拒,越不易改变,反而只能说明你没有勇气面对它。第三,要找一个无害的替代品,或者以前的爱好,把对吸烟的精神依赖转移出去。

戒烟,最好是在内心相对愉快的时候戒,越早越好。假设一个吸烟者他发现自己得了肺癌,这时候再戒烟是相当痛苦的,将要面对的是一种双重打击。

吸烟者的家属,基本都是希望亲人早点戒烟。但不可用指责、否定、惊吓方式,不要奢望仅仅从语言就能改变自己家人,任何一个习惯都有其背后深层次原因,只有理解吸烟人的内心,用柔和的亲情和真正的关爱去支持他,吸烟的人会改变的。

戒烟蛮有意思,怀念一下过去,但不要畏惧将来。活在当下,现在开始正好。

（何炜）

案例 **4**（精神分裂症患者） 周某,男,38 岁。

[就诊日期:2020 年 6 月 3 日]

主诉:吸烟 15 年,要求戒烟。

现病史:患者自 23 岁受多种因素影响开始吸烟,吸烟量逐渐增多,从每天 1 包增加到每天 2～3 包,至就诊时已吸烟 15 年。一般起床后 5 分钟内吸第一支烟,在禁止吸烟的公共场所有明显的吸烟渴求。曾在父母的劝说下尝试戒烟 3 次,均失败,最长戒烟时间 3 天。平素无咳嗽、咳痰,无胸闷、气喘等症状。近期在父母的反复劝说下,患者同意再次戒烟,遂由父亲陪同来我院戒烟门诊。

既往史:23 岁起患有精神分裂症,长期服用"利培酮、喹硫平、奥氮平"等治疗至今。近五六年相继出现高血压病、糖尿病、脂肪肝、胆汁淤积性肝炎、肝功能异常,服用"氯沙坦、左旋氨氯地平、卡格列净、二甲双胍、双环醇、熊去氧胆酸、大黄利胆胶囊"等治疗。

婚育及家属史:未婚未育,父母体健。

查体:身高 165 cm,体重 90 kg,HR 82 次/分,R 16 次/分,BP 140/90 mmHg。神清,气平,体型肥胖,对答切题,心智偏弱。口唇无发绀,牙齿见烟渍。两肺呼吸音粗,未闻及明显干湿啰音。心律齐,未闻及早搏,未闻及病理性杂音。腹饱满,无压痛,肝脾肋下未触及。无杵状指,指尖皮肤黄染。神经体征(一)。

辅助检查:胸部 CT 平扫示:两肺纹理增粗。B 超示:脂肪肝,右肾小囊肿。肝功能:谷丙转氨酶 67 U/L,谷草转氨酶 40 U/L。尼古丁依赖性评分:10 分(重度)。

诊断:烟草依赖症;精神分裂症;高血压病;2 型糖尿病;脂肪肝;胆汁淤积性肝炎。

戒烟门诊技巧

要点:结合患者有精神分裂症的特点。

ask(询问):重点关注吸烟成瘾的原因、基础健康情况、目前服用的药物品种、既往戒烟史及失败的原因、本次戒烟的理由等。

advise(建议):动之以情,晓之以理,详细告知吸烟的危害,明确建议戒烟。如烟草对心脑血管的影响(不利于高血压控制,导致冠心病);烟草对糖尿病的影响(不利于血糖控制);烟草对呼吸系统的损害(导致 COPD、肺癌等疾病);烟草与肿瘤的关系(引起多系统恶性肿瘤);烟草对药物的影响(导致药效下降);烟草对口腔及消化道影响(口气影响社交,牙齿烟渍影响形象);烟草对家人的影响(家人受到二手烟、三手烟危害)。

assess(评估):患者本次想要戒烟的主要动力是父母的动员,其次是患者自己也认识到吸烟的危害,并认同戒烟的必要性,但戒烟的意愿和决心都不够强烈。鉴于 3 次戒烟失败的经历,戒烟的信心很是不足;患者还患有精神疾病,自控能力较差,情绪易波动,因此自身毅力在戒烟过程中的期望作用甚小。同时也存在有利因素:患者的心智水平不高,像是一个听话的小学生,可能会服从父母和医生的积极引导、鼓励、监督。因此,如果我们能帮助患者克服尼古丁依赖,那么还是有望成功戒烟的。

尼古丁依赖性评分 10 分,为重度尼古丁依赖。即使没有精神疾病,也很难戒成功。

既往戒烟失败的原因分析:精神分裂症患者往往吸烟率较高而戒断率较低,包括两个方面的原因。一方面,吸烟时尼古丁促进大脑的多巴胺释放,可以改善患者的偏执症状;烟雾成分可加速抗精神病药物的代谢,一定程度减轻药物不良反应。另一方面,患者存在精神分裂症状,意志力较差,难以克服戒断症状。

因此,精神分裂症患者不借助任何药物的干戒,比普通吸烟者更难成功。

assist(帮助):心理咨询和支持。对患者主动戒烟的行动予以充分肯定和赞赏,告诉他一定能成功戒烟,增强他的信心;告诉家属密切观察患者情绪变化,定期至精神卫生中心评估监测精神分裂症的控制情况,必要时调整药物。

药物干预(戒烟药物的选择):精神分裂症患者能否服用酒石酸伐尼克兰?

查阅酒石酸伐尼克兰的药物说明书,常见的精神类不良反应包括梦境异常和失眠,偶见自杀意念、攻击性、惊恐反应、思维异常、坐立不安、情绪波动、抑郁、焦虑、性欲增强、性欲减退,罕见精神异常、梦游症、行为异常、烦躁、思维迟钝。禁忌证是对酒石酸伐尼克兰或任何辅料成分过敏者,并不包含精神分裂症患者。文献报道,精神分裂症患者戒烟时服用酒石酸伐尼克兰可提高戒断率,降低复吸率,不增加精神分裂症患者的精神事件发生率。经与家属充分沟通、告知风险后,家属决定接受酒石酸伐尼克兰药物干预。

arrange(随访):加微信,有问题随时与医生沟通;进微信戒烟群;预约2周后戒烟门诊随访。

戒烟处方

(1) 戒烟药物:酒石酸伐尼克兰启动装1盒,择期开始药物治疗(按照药盒排好的顺序服用)。

(2) 戒烟开始阶段不限制吸烟量。

(3) 向亲戚、朋友宣告戒烟,获得他们的支持和监督。

(4) 适当参加体育运动、娱乐活动,有利于缓解戒断症状。

(5) 密切观察精神状态的异常变化,若有异常立即停药,并至精神卫生中心诊治。

[复诊时间:2020年7月1日]

患者已戒烟2周,未刻意限制吸烟,吸烟量减少至每天10～20支,无咳嗽、咳痰,无焦虑、失眠、脾气差等戒断症状,无恶心、呕吐等消化道症状,精神分裂症状无明显加重。查体无特殊。尼古丁依赖性评分:4分(中度)。

戒烟处方

(1) 对患者的戒烟成绩表示赞赏,鼓励患者,强化其戒烟信心。

（2）建议 1 个月内戒断，不再吸烟，家里剩余的烟、打火机、烟灰缸全部扔掉。

（3）戒烟药物：酒石酸伐尼克兰维持装 2 盒，每天 2 次，每次 1 片（1 mg）。

（4）适当参加体育运动、娱乐活动，有利于缓解戒断症状。

（5）密切观察精神状态的异常变化，若有异常立即停药，并至精神卫生中心诊治。

（6）4 周后戒烟门诊随访，有问题随时沟通。

患者于 2020 年 7 月 29 日、8 月 26 日第二、三次复诊，已戒断，尼古丁依赖性评分 0～1 分（轻度），均处方酒石酸伐尼克兰维持装 2 盒。9 月 30 日第四次复诊，已戒断，建议停药观察，处方酒石酸伐尼克兰维持装 1 盒，嘱按需服用（想要吸烟时服用）。

[复诊时间：2020 年 11 月 4 日]

患者诉戒断 2 月余，于三四日前看到他人吸烟后突然产生强烈的吸烟渴求，遂自行购烟 1 包，当天吸完，其后每天均吸烟 1 包。

精神分裂症患者复吸后，还能沿用原来的方案吗？

assess（评估）：患者表示仍然想要戒烟，并对复吸的行为有一些自责。

尼古丁依赖性评分：1 分（轻度）。

分析患者复吸的原因，考虑与情绪波动、自制力差有关。目前患者的尼古丁依赖性评分不高，应能够继续坚持戒烟。

assist（帮助）：考虑到患者的实际情况，继续单用酒石酸伐尼克兰可能效果欠佳，建议加用盐酸安非他酮。

戒烟处方

（1）鼓励患者，强化其戒烟信心。

（2）嘱患者不再购烟、吸烟，家里剩余的烟、打火机、烟灰缸全部扔掉；嘱家属加强监督、鼓励，减少与吸烟者交往。

（3）戒烟药物：酒石酸伐尼克兰维持装 1 盒，每天 2 次，每次 1 片（1 mg）；建议至精神卫生中心处方盐酸安非他酮，每天 1 次，每次 1 片（150 mg）。

（4）适当参加体育运动、娱乐活动，有利于缓解戒断症状。

（5）2 周后戒烟门诊随访，有问题随时沟通。

（6）医生主动联系患者了解情况。

[复诊时间：2020年11月25日]

患者偶尔吸1支烟，尼古丁依赖性评分0分。诉服用盐酸安非他酮4天后已自行停药，单用酒石酸伐尼克兰治疗。处方酒石酸伐尼克兰维持装1盒，每天2次，每次1片（1 mg）。

[复诊时间：2021年2月20日]

2021年1月13日来诊时，患者已戒断，尼古丁依赖性评分0分。予酒石酸伐尼克兰维持装1盒，按需服用（想要吸烟时服用1片）。2天前看到他人吸烟后又有吸烟渴求，自行购烟，吸了3支，而后自觉停止吸烟。尼古丁依赖性评分0分。处方酒石酸伐尼克兰维持装2盒，每天2次，每次1片（1 mg）。

总结：精神分裂症患者吸烟率高，戒烟难度较大，可以服用酒石酸伐尼克兰辅助戒烟。疗程应适当延长，必要时可联合盐酸安非他酮治疗；规律服用酒石酸伐尼克兰3个月后，可以继续按需服用防止复吸。家庭成员和医生要多鼓励患者，坚定其成功信心。与其他烟民的接触易导致复吸，应警惕。

（李维浩）

案例5 林某，女，45岁。

[就诊日期：2020年1月5日]

主诉：吸烟20年，乏力咳嗽半年。

现病史：25岁开始接触烟草，初期仅朋友聚会吸烟，而后发展为固定每天两包（40支左右），每逢加班及应酬可能加量。近期出现胃纳欠佳，有乏力感明显。近日上呼吸道感染后出现咳嗽、咳痰，急诊查血常规及胸片未见明显异常，予常规抗感染、止咳等治疗，仍有咳嗽，夜间及吸烟后明显。曾居家自行戒烟，2天后出现失眠等不适，而后自行放弃戒烟，今日至我院戒烟门诊诊治。

既往史：近一年发现血压升高，外院诊断"高血压病"，目前口服氨氯地平片，血压控制不详。有过敏性鼻炎病史，不规则使用内舒拿等鼻喷剂。

婚育及家属史：已婚已育，丈夫体健，儿子自幼哮喘病史。母亲有肺癌病史，已故。父亲体健。

查体：神清，气平。口唇无绀，无杵状指，指尖见黄染。两肺呼吸音粗，两肺未及明显干湿啰音。HR 80 次/分,律齐。腹软,无压痛。神经体征(一)。T 36.8℃,P 80 次/分,R 18 次/分,BP 140/70 mmHg。

辅助检查:胸部 CT 平扫示:左肺胸膜下实性结节(直径 7 mm)。FENO:35 ppb。呼出一氧化碳测定:23 ppm(重度)。尼古丁依赖性评分:9 分(重度)。

诊断:烟草依赖症;高血压病;过敏性鼻炎;肺部小结节。

戒烟门诊技巧

要点:个体化烟草危害评估。

ask(询问):询问烟草使用情况:重点关注吸烟的成瘾原因、基础健康情况,达到共情。

advise(建议):建议戒烟,动之以情,晓之以理。如烟草对女性皮肤外貌损伤(抓住外貌、黄染的手指及女性爱美之心)。烟草对呼吸道损伤(咳嗽及鼻炎反复发作,易导致 COPD 及哮喘)。烟草与肿瘤的关系(烟毒对肺部结节的不良影响,直系亲属有肿瘤史),重点提示肺结节的出现,与吸烟和被动吸烟有着非常大的关系。一旦发现了肺结节还不戒烟,肺结节的恶变率将是其他人的数倍,可见吸烟的确是肺结节和肺癌发生的高危因素。烟草对心脑血管影响(不利于高血压控制)。烟草对口腔及消化道影响(口气影响社交,牙齿烟渍影响形象)。烟草对家人的影响(对子女的不良榜样,加重儿子哮喘,二手烟对家人的影响)。

assess(评估):评估尝试戒烟的意愿和烟草依赖的程度。

呼出一氧化碳测定:23 ppm(重度)。尼古丁依赖性评分:9 分(重度)。告知其戒烟的必要性,再次坚定戒烟的信心。

assist(帮助):帮助吸烟者戒烟。提供心理咨询(必要时邀请心理医生介入),药物干预(介绍三类主流戒烟药物,尼古丁受体部分激动剂酒石酸伐尼克兰、尼古丁替代疗法、安非他酮)。

arrange(随访):12320 戒烟热线电话随访;进微信戒烟群;至"无烟上海"微信平台戒烟打卡;预约 2 周后门诊随访。

戒烟处方

(1) 树立戒烟信心。

(2) 戒烟药物:酒石酸伐尼克兰启动装遵医服用。

(3) 适当运动。

（4）以健康饮料茶叶及果汁缓解戒烟中可能产生的咽部不适。

（5）2 周后戒烟门诊随访。定期复查胸部 CT。

[复诊日期：2020 年 1 月 19 日]

患者戒烟 2 周，目前吸烟量减少为每天 5 支左右，咳嗽、咳痰明显好转。自诉精力无法集中，每天工作疲倦感明显，偶有口干、口苦。夜间睡眠欠佳，睡前需要吸烟 1 支。戒烟期间胃纳好转，有体重增加的思想负担。

辅助检查：复查呼出一氧化碳测定：3 ppm。尼古丁依赖性评分：3 分（轻度）。

戒烟门诊技巧

要点：加强戒烟者的自我暗示。

（1）宣告戒烟决心，争取他人支持。让丈夫、儿子加入戒烟联动。

（2）告知其采用拖延策略，降低烟瘾，延迟吸烟行为。培养有益身心的爱好。

（3）深呼吸。告知其想要吸烟时候可以去阳台呼吸新鲜空气。

戒烟处方

（1）巩固戒烟信心，和家人多沟通。

（2）戒烟药物：酒石酸伐尼克兰维持装遵医服用。

（3）适当运动、阅读。

（4）饮纯水及果汁等健康饮料缓解咽部及胃部不适。避免进食高盐、高糖、高脂肪食物，告知其体重的可控性。

（5）做其他事情，如游泳、读书等分散注意力，同样可以改善夜间睡眠。

（6）饮食清淡，生活规律，早睡早起。

（7）配合中医针灸等治疗。

（8）2 周后戒烟门诊随访。

患者工作繁忙，采取互联网医院在线随访，继续使用酒石酸伐尼克兰维持装治疗中，目前已不再吸烟。自诉闻到烟草气味有厌恶感，无明显咳嗽、咳痰，鼻炎症状控制可，定期行胸部 CT 复查肺部结节。

（史兆雯）

案例 6 王某，男，75 岁。

[就诊日期：2001 年 1 月 1 日]

主诉：吸烟 60 余年，乏力咳嗽半年。

现病史：患者 15 岁参加革命，是很早在山东沂蒙初期参加革命的革命战士，条件艰苦，有烟时，就抽几口，后来随着革命根据地发展，吸烟量就越来越多。革命胜利后，部队转移上海，转至上海工作建设，每天吸烟量达到 2 包以上。2001 年戒烟宣教团队到离休干部活动中心宣传戒烟，初次接触王某，王某仍烟不离手。王某自诉患有多种慢性病。经常出现胃纳欠佳，乏力感明显，也比较瘦；经常出现咳嗽、咳痰。体检查胸片报告示：支气管炎，肺气肿；常规抗感染、止咳等治疗，仍有咳嗽，夜间及吸烟后明显，痰特别多。家中小孙女现在也 7 岁了，经常劝说他要戒烟，说爷爷满嘴臭味。王某很苦恼，可却戒不掉。曾自行戒烟，出现失眠、脾气暴躁不说，痰更加多了，还觉得气喘加重了，便自行放弃戒烟。目前依然每天吸 2 包多，也知道满嘴烟味，孙女都嫌弃他。王某苦恼不已。听说我们戒烟宣教团队上门戒烟，非常欣喜，特意前来。

既往史：慢性胃炎史，消化不良，平时口服"铝碳酸镁片奥美拉唑"；有"高血压病"8 年，目前口服氨氯地平片，血压控制尚可。

婚育及家属史：已婚已育，王某儿子及儿媳妇工作忙，小孙女由王某带大，对其非常疼爱，现在读小学 3 年级；妻子早去世；王某承担家务事还接送孙女上学。

查体：神清，消瘦，营养不佳，说话稍快有气促。口唇微绀，有杵状指，指尖发金黄。颈静脉怒张，两肺呼吸音低，两肺可闻及少量干湿啰音。HR 90 次/分（平坐），110 次/分（上厕所后测），律齐。腹软，无压痛，肝颈反流（＋），双下肢轻度浮肿。T 36.8℃，P 80 次/分，R 18 次/分，BP 140/70 mmHg。

辅助检查：胸部 CT 平扫示：肺气肿，两肺纹理增多。肺功能：GOLD 3 级；FEV1/FVC＜70％，FEV1％预 46％。呼出一氧化碳测定：23 ppm（重度）。心脏超声示：肺动脉中重度高压 50 mmHg。尼古丁依赖性评分：9 分（重度）。

诊断：烟草依赖症；COPD 3 级 C 组；肺源性心脏病；高血压病 3 级（极高危）。

戒烟门诊技巧

要点：个体化烟草危害评估。

ask(询问)：询问烟草使用情况。重点关注吸烟的成瘾原因、基础健康情况，达到共情。

advise(建议)：建议戒烟，动之以情，晓之以理。如烟草对家人影响，特别是对疼爱的小孙女的伤害(抓住外貌、口臭、黄染的手指、接送孙女时被同学嘲笑、三手烟危害等)；烟草对呼吸道损伤(咳嗽、黄浓痰、吐痰，现在已经患 COPD、肺心病，活动能力已下降)；烟草与肿瘤的关系(烟毒对肺部的不良影响，特别是 COPD 合并肺癌的发生概率)；烟草对心脑血管影响(不利于高血压控制，容易发脑梗死、心肌梗死等)；烟草对消化道影响(烟草对慢性胃炎的损害，造成营养不良)。

assess(评估)：评估尝试戒烟的意愿和烟草依赖的程度。呼出一氧化碳测定为 23 ppm(重度)及尼古丁依赖性评分为 9 分(重度)，告知其戒烟的必要性，再次坚定戒烟的信心。

assist(帮助)：帮助吸烟者戒烟。提供心理咨询(必要时邀请心理医生介入)，药物干预(介绍三类主流戒烟药物，尼古丁受体部分激动剂酒石酸伐尼克兰、尼古丁替代疗法、安非他酮)。

arrange(随访)：12320 戒烟热线电话随访；短信随访；预约 2 周后门诊随访。

戒烟处方

(1) 树立戒烟信心。患者小孙女 10 岁生日马上到了，笔者为其出了个主意，把戒烟省下的钱，放在小孙女的储物罐里，到时给小孙女买礼物。患者王某感觉非常好。

(2) 戒烟药物：酒石酸伐尼克兰启动装遵医服用。

(3) 适当运动、康复(走路为主)。

(4) 以健康饮料茶叶及果汁、瓜子，缓解戒烟中可能产生的咽部不适。

(5) 预约 1 月 18 日戒烟门诊随访。定期复查胸部 CT、肺功能、心超等。

[复诊日期：2001 年 1 月 18 日]

患者已戒烟 2 周，目前吸烟量减少为每天 5～10 支。全身乏力，睡眠不佳，脾气焦躁，胃纳好转。

复查呼出一氧化碳测定：13 ppm。肺功能：GOLD3 级；FEV1/FVC＜70％，FEV1％预 46％。尼古丁依赖性评分：6 分(中度)。

戒烟门诊技巧

要点：加强戒烟者的自我暗示。

(1) 宣告戒烟决心，争取他人支持。让小孙女加入戒烟联动。患者王某接小孙女时精神就好转，也不想抽烟，还受到小孙女表扬；积极落实小孙女储物罐小措施，让小孙女监督。想到给小孙女用戒烟的钱买礼物，王某就很开心。

(2) 告知其采用拖延策略，降低烟瘾，延迟吸烟行为。培养有益身心的爱好。

(3) 深呼吸。告知其想要吸烟时候可以去阳台呼吸新鲜空气（教授肺康复八段锦、六字诀"吹、呼、嘻、呵、嘘、呬"）。

戒烟处方

(1) 巩固戒烟信心，和家人多沟通。

(2) 戒烟药物：酒石酸伐尼克兰维持装遵医服用。

(3) 适当运动、阅读、听音乐、走路、看报读书，分散注意力，改善夜间睡眠。

(4) 食清淡，生活规律，早睡早起。

(5) 以纯水、果汁、瓜子等健康饮料瓜果缓解咽部及胃部不适。

(6) 预约 1 月 25 日戒烟门诊随访。

(7) 定期复查胸部 CT、心超、肺功能。

[复诊日期：2001 年 1 月 25 日]

患者戒烟 4 周，目前吸烟量进一步减少为每天 5 支左右，仍全身乏力、睡眠不佳、脾气焦躁。T 36.6℃，P 80 次/分，R 18 次/分，BP 138/70 mmHg。

复查呼出一氧化碳测定：5 ppm。尼古丁依赖性评分：4 分（轻中度）。

戒烟门诊技巧

要点：加强戒烟者的自我暗示。

(1) 进一步巩固宣告戒烟决心，争取他人支持。让小孙女加入戒烟联动，特别脾气不好时，加强鼓励。告知戒烟的益处，用事实和数据说话：痰明显减少，气喘好转，FEV1%预 50%较之前提高，心超示肺动脉高压下降 44 mmHg。

(2) 拖延策略，降低烟瘾，明确告知戒烟已基本成功，尽管还有最后"5 支烟"，明确告知并确认最后几支烟，是戒烟最困难的几支（进一步延迟吸烟行为），但综合戒烟治疗坚持就会进一步成功。培养有益身心的爱好（阅读、走路、看报读书、听音乐等）。

（3）深呼吸。告知其想要吸烟时候可以去阳台呼吸新鲜空气。继续练习肺康复八段锦、六字诀"吹、呼、嘻、呵、嘘、呬"。

戒烟处方

（1）巩固戒烟信心，和家人多沟通。

（2）戒烟药物：酒石酸伐尼克兰维持装遵医服用。

（3）做其他事情，如音乐、走路、看报读书等文体活动分散注意力。

（4）以纯水、果汁、瓜子等健康饮料瓜果缓解咽部及胃部不适。

（5）饮食清淡，生活规律，早睡早起。

（6）肺康复介入。

（7）预约下一次戒烟门诊随访。

患者每月来戒烟门诊一次，主要是定期服药，复查肝肾功能、肺CT、肺功能、心超等。其余时间，就是短信、电话随访，每次电话里的声音都很爽朗，可以肯定生活状态很不错。患者全身乏力、睡眠不佳、脾气焦躁等症状在戒烟12周时，基本全部消失。复查肺功能示 FEV1％预达到55％；心超肺动脉高压32 mmHg，肺CT示轻度肺气肿。最新诊断：COPD2级A组；高血压2级（极高危）。

戒烟的成功让患者王某的生活焕发了青春，生活也多姿多彩。王某曾自豪地告知，用戒烟省的钱给小孙女10岁生日买了个iPad，意义非常重大。

（胡斌）

案例 7 白某，男，54岁。

[就诊日期：2019年3月20日]

主诉：吸烟30余年。

现病史：20岁开始吸烟，每天20支左右。近一个月打算戒烟，自行使用电子烟进行戒烟，目前未戒断。今日主动至我院戒烟门诊就诊。

既往史：身体体健，无明确疾病史。

查体：神清，气平。口唇无绀，无杵状指，指尖见黄染。两肺呼吸音粗，两肺未及明显干湿啰音及哮鸣音。HR 69次/分，律齐。腹软，无压痛。神经体征

（一）。T 36.6℃，P 69次/分，R 18次/分，BP 120/70 mmHg。

辅助检查：肺通气功能正常。呼出一氧化碳测定：8ppm（中度）。尼古丁依赖性评分：4分（中度）。唾液可替宁检测：阳性。

诊断：烟草依赖症。

戒烟门诊技巧

要点：个体化烟草危害评估。

ask（询问）：询问烟草使用情况。重点关注吸烟的成瘾原因、基础健康情况，达到共情。

advise（建议）：建议戒烟，动之以情，晓之以理。如主动戒烟（疾病预防），被动戒烟（罹患重病、他人动员）。

assess（评估）：评估尝试戒烟的意愿和烟草依赖的程度。呼出一氧化碳测定为8ppm（中度）及尼古丁依赖性评分为4分（中度），告知其戒烟的必要性，再次坚定戒烟的信心。

assist（帮助）：帮助吸烟者戒烟。提供心理咨询（必要时邀请心理医生介入），药物干预（介绍三类主流戒烟药物，尼古丁受体部分激动剂酒石酸伐尼克兰、尼古丁替代疗法、安非他酮）。

arrange（随访）：12320戒烟热线电话随访，添加微信以随访和指导。观察疗程2周。烟量调整计划：第1~2周，彻底戒断，完全由电子烟替代。复诊安排，预约2周后门诊复诊。

戒烟处方

（1）树立戒烟信心。

（2）适当运动。

（3）以健康饮料茶叶及果汁缓解戒烟中可能产生的咽部不适。

（4）2周后戒烟门诊随访。

［复诊日期：2019年4月3日］

患者戒烟2周，逐步减少卷烟吸入，1周前彻底戒断，维持电子烟使用，每天15支。自诉感觉良好。

辅助检查：复查呼出一氧化碳测定：7ppm（中度）。尼古丁依赖性评分：4

分（中度）。

戒烟门诊技巧

要点：加强戒烟者的自我暗示。

（1）宣告戒烟决心，争取家人和朋友的支持。

（2）拖延策略，降低烟瘾，延迟吸烟行为。培养有益身心的爱好。

（3）深呼吸。告知其想要吸烟时候可以去阳台呼吸新鲜空气。

戒烟处方

（1）药物处方：酒石酸伐尼克兰（启动装＋维持装）。

（2）电子烟烟量调整方案：第 3 周，每天电子烟 10 支；第 4 周，每天电子烟 5 支；第 5 周，尝试彻底戒断。治疗疗程：3 周。

（3）以纯水及果汁等健康饮料缓解咽部及胃部不适。避免进食高盐高糖高脂肪食物，告知其体重的可控性。

（4）做其他事情，如游泳、读书等分散注意力，同样可以改善夜间睡眠。

（5）复诊安排，预约 3 周后门诊复诊。

患者于戒烟第 5 周（2019 年 4 月 24 日）成功实现电子烟彻底戒断，呼出气一氧化碳为 1 ppm；唾液可替宁检测阴性。继续使用酒石酸伐尼克兰维持装治疗中，目前已不再吸烟，自诉闻到烟草气味有厌恶感，自觉症状良好。予微信定期随访。

（提示：WHO 不建议烟民使用电子烟戒烟。）

（周剑平）

案例 8（复吸患者）　熊某，男，42 岁。

［就诊日期：2015 年 3 月 14 日］

主诉：吸烟 20 年，戒烟 3 个月，复吸半个月。

现病史：患者从 19 岁大学一年级开始吸烟，当时平均每天 10 支，22 岁工作以后吸烟量增加到每天 20 支左右，每天晨起 5 分钟内就有吸烟的需求，平时每次间隔 1 小时基本都要有吸烟的需求，每次吸烟均入肺。患者于 2014 年的 10 月份体检发现左侧肺尖部多个肺大疱，最大的直径 1 cm。于 11 月 5 日来戒烟门诊寻求戒烟，当时评估中度尼古丁依赖（FTND：7 分），予以酒石酸伐尼克兰（正常剂量）治疗，治疗 1 个月后患者自觉烟瘾全部戒除，后自行停药，停药后未吸烟。于 2015 年年初春节回老家,再次吸烟,吸烟量增加至每天 30 支,自觉烟瘾较前明显增大,故再次来门诊寻求戒烟。

婚育及家族史:其祖父、外祖父、父亲及两个叔叔、一个堂弟都吸烟。祖父因慢性支气管炎去世,父亲有喘息病史。

查体:神清,气平。口唇无绀,无杵状指,指尖见黄染。两肺呼吸音粗,无啰音。HR:80 次/分,律齐。腹软,无压痛。T 36.3 ℃,P 68 次/分,R 12 次/分,BP 120/70 mmHg。体重 65 kg,身高 173 cm。

辅助检查:胸部 CT 平扫示左肺上叶肺大疱。肺通气功能正常。呼出一氧化碳测定:23 ppm(重度)。尼古丁依赖性评分:9 分(重度)。

诊断:烟草依赖症;左肺肺大疱。

戒烟门诊技巧

要点:复吸患者的治疗。

ask(询问):询问他复吸的原因,复吸的感觉,尤其是复吸第一支烟的感觉。

advise(建议):强烈建议再次用药物戒烟,同时改变社交环境。

assess(评估):评估烟草依赖的程度。尼古丁依赖性评分:9 分(重度)。

assist(帮助):帮他一起分析复吸的深层次原因,同时和他一起回忆首次戒烟成功的体会。帮助他回忆首次戒烟成功以后,身体上的一些良好的感觉,例如咳嗽、咳痰减少。同时再次加深他关于肺气肿、肺大疱与吸烟的关系的认识。

arrange(随访):12320 戒烟热线电话随访;进微信戒烟群;微信每周联系。

戒烟处方

(1)找回戒烟信心。

(2)戒烟药物:酒石酸伐尼克兰启动装遵医服用。

(3)避免用力屏气动作。

按语:这个患者是有过戒烟经历的,在他复吸以后,他依然找到了戒烟门诊,说明他内心深处还是想要戒烟的。对于这样的患者来说,首先可以帮他一起回忆当初成功戒烟的这一段心路历程,找到戒烟成功的原因,可以复制这一段心路。其次,要陪他一起找复吸原因。事实上这个患者复吸的关键是春节回家。他是他们村里出来的大学生,受到父老乡亲的尊敬,乡亲们看到他回来,争先恐后给他敬烟,他觉得不接受乡亲们的烟,面子抹不开,这种情况下接受了乡亲们发给他的烟。虽然吸第一口的时候,感觉头晕、恶心,但是接下去连吸了几口烟,就是这一支让他又复吸了。让他从今以后必须要提高警惕,绝对戒烟,以后再也不能再接第1支烟。面对热情的父老乡亲,可以对他们做些吸烟危害健康的科普。

[复诊日期:2015年5月13日]

患者戒烟2个月,目前已经完全停止吸烟,停用酒石酸伐尼克兰2周。"五一劳动节"回老家,同样遇到了乡亲们递烟的情况,这一次严格控制自己,向乡亲们表明了自己已经戒烟的事实。在与乡亲们的交流中,为一位患有"咳喘病"的远方表哥做了健康指导,尤其强调其需要戒烟。戒烟2个月以来,食欲佳,体重增加4kg。

复查呼出一氧化碳测定:0ppm。尼古丁依赖性评分:0分。

戒烟门诊技巧

复吸者再次戒烟以后,当警惕再次复吸,建议他参与戒烟科普。

第二次戒烟,事实上是复制了第一次的过程,有了首次戒烟的经历,相对比较容易。但是需要警惕的是再次复吸,鼓励患者参与戒烟科普,既可以帮助别人,又可以时时提醒自己。

戒烟处方

(1) 继续巩固戒烟信心。

(2) 建议他加入宣传戒烟的科普队伍中,以身作则。

(3) 适当运动。

(4) 控制饮食,尤其是碳水化合物、脂肪的摄入。

一直随访至今,患者戒烟6年了,经常运动,身体感觉非常好,体检除了肺大疱,一切正常。患者经常参与戒烟科普。难能可贵的是认识到复吸的风险依然存在,依然需要拒绝任何时刻递过来的烟。

(刘宏炜)

案例9 王某,男,60岁。

[就诊日期:2020年9月3日]

主诉：吸烟 40 年，慢性咳痰 20 年，活动后气促 10 年。

现病史：患者 40 年前吸烟，平均 20～30 支/天。20 年前出现咳嗽、咳痰，季节交替易出现，10 年前出现活动后气促，并进行性加重。无胸痛，无心悸，无双下肢水肿，无恶心、呕吐。入院前 3 年外院胸片提示肺气肿。肺功能提示通气功能中度减退，FEV1 1.76（65.9%）；FEV1/FVC（55.16%），残气量增高，残总比增高。外院曾诊断 COPD，予以沙美特罗替卡松吸入治疗，但近 3 年来患者反复出现咳喘症状加重，外院予以常规抗感染、解痉、止咳等治疗，症状能缓解，为进一步诊治入我院戒烟门诊就诊。

既往病史：既往有吸烟史 40 年，曾间断自行戒烟 3 次，最长戒烟半年后复吸。

婚育及家属史：已婚已育，其父有肺癌病史，已故。

查体：神清，气稍促。口唇无绀，桶状胸，未见杵状指，两肺呼吸音低，两肺未及明显干湿啰音及哮鸣音。HR：92 次/分，律齐。腹软，无压痛。神经体征（—）。T 36.8℃，P 92 次/分，R 23 次/分，BP 135/70 mmHg。

辅助检查：胸部 CT 平扫示：双肺气肿，双肺多发肺大疱。肺功能检查提示通气功能中度减退，FEV1 1.76（65.9%），FEV1/FVC（55.16%），残气量增高，残总比增高。呼出一氧化碳测定：22 ppm（重度）。尼古丁依赖性评分：9 分（重度）。

诊断：烟草依赖症；COPD C 组，GOLD 2。

戒烟门诊技巧

要点：个体化烟草危害评估、针对个人信息针对性劝阻。

ask（询问）：掌握完善的个人信息资料及吸烟情况，对了解个性化的吸烟原因、提出针对性的戒烟劝阻对策及最终落实合适的戒烟治疗方案都至关重要。本例中，患者为男性中老年，已退休，家庭经济状况一般，吸烟约 1000 年支，曾间断自行戒烟 3 次，最长戒烟半年后复吸，重度尼古丁依赖。3 年前诊断 COPD，予以规则吸入治疗后，疾病控制不佳，曾自行戒烟，但均未成功，家庭成员中有至亲因肺癌去世，追问得知近期喜得外孙，甚欢喜。

advise（建议）：从不同方面进行针对性戒烟劝阻。对自身影响：本例中患者已存在吸烟相关呼吸系统疾患，同时伴有消化系统疾病（反流性食管炎），且有肿瘤家族史，可直接明确告知吸烟的直接危害。

对他人影响：不良的示范效应，直接的二手烟危害甚或间接的三手烟危害。最为关键的是患者近期喜得外孙，需提示吸烟对新生儿生长发育的直接和间接影响。

个人其他状况：患者为工人，退休在家，经济状况一般，从吸烟费用及就医成本进行规劝等。

assess（评估）：评估尝试戒烟的意愿和烟草依赖的程度。呼出一氧化碳测定为 22 ppm（重度）及尼古丁依赖性评分为 9 分（重度），告知其戒烟的必要性，再次坚定戒烟的信心。

assist（帮助）：分析既往戒烟失败的原因，强调其药物戒烟的必要性，戒烟药物可减轻吸烟渴求和戒断症状，有效提高戒断成功率。在获得家属理解及大力支持下，提供类似成功案例，坚定其戒烟的信心。安非他酮和伐尼克兰是一线戒烟药物，相比而言，伐尼克兰戒断率较高，故给予酒石酸伐尼克兰启动装遵医嘱服用。

arrange（随访）：安排随访复诊。电话随访 12320，进微信戒烟群，在"无烟上海"微信平台戒烟打卡。

戒烟处方

（1）提供戒烟成功案例，找回戒烟信心。
（2）戒烟药物：酒石酸伐尼克兰启动装遵医服用。
（3）适当运动，培养有益的兴趣爱好转移戒断的不适。
（4）2 周后戒烟门诊随访。

［复诊日期：2020 年 9 月 17 日］

患者戒烟 2 周，自觉吸烟欲望明显下降，每天吸烟不超过 5 支，多与烟友同处时吸食。咳痰好转，但偶有疲乏不适，且口干不适明显。睡眠欠佳，胃纳佳。

复查呼出一氧化碳测定：4 ppm。尼古丁依赖性评分：3 分（轻度）。

戒烟处方

（1）鼓励戒烟成果，进一步取得家属支持。
（2）戒烟药物：酒石酸伐尼克兰维持装遵医服用。
（3）以纯水及果汁等健康饮料缓解咽部不适。

患者通过维持酒石酸伐尼克兰治疗,同时加入微信戒烟群,互相鼓励交流,培养个人爱好,适当运动,生活规律,目前已不再吸烟。

(卫平)

案例10 周某,女,50 岁。

[就诊日期:2020 年 1 月 8 日]

主诉:吸烟 20 年,乏力、咳嗽半年。

现病史:20 岁来沪打工,和丈夫一起做货运,工作辛苦,看丈夫抽烟解乏后接触烟草,初期仅工作疲乏时吸烟,而后发展为固定每天两包半(50 支左右)。孕期有短暂戒烟,产后不久复吸。近几年来反复咳嗽咯痰,秋冬季加重,胸闷,活动后气短,易疲乏。加之去年发现高血压后,多次自行戒烟不成功,今日至我院戒烟门诊诊治。

既往病史:近一年发现血压升高,诊断"高血压病",目前口服硝苯地平缓释片,血压控制不佳。

婚育及家族史:已婚已育,丈夫、儿子均吸烟,孙子有过敏性鼻炎病史。父亲母亲体健。

查体:神清,气平。口唇无绀,咽红充血,无杵状指,指尖见黄染。两肺呼吸音低,两肺未及干湿啰音。HR 88 次/分,律齐。腹部体征(一)。神经体征(一)。T 36.8℃,P 88 次/分,R 18 次/分,BP 162/90 mmHg。

辅助检查:拍胸片示两肺肺纹理增粗。肺通气功能正常。呼出一氧化碳测定:25 ppm(重度)。尼古丁依赖性评分:9 分(重度)。

诊断:烟草依赖症;高血压病;慢性支气管炎;慢性咽喉炎。

戒烟门诊技巧

要点:个体化烟草危害评估。

ask(询问):询问烟草使用情况。重点关注吸烟的成瘾原因、基础健康情况,达到共情。

advise(建议):建议戒烟,动之以情,晓之以理。如烟草对女性皮肤外貌损伤(抓住外貌、黄染的手指及女性爱美之心);烟草对呼吸道损伤(咳嗽及鼻炎反复发作,易导致 COPD 及哮喘);烟草与肿瘤的关系(烟毒对肺部结节的不良影响);烟草对心脑血管影响(不利于高血压控制);烟草对口腔及消化道影响(口气影响社交,牙齿烟渍影响形象);烟草对家人的影响(丈夫吸烟是自己吸烟的根本原因,对子女的不良榜样,儿子 28 岁,有吸烟史 11 年,孙子有过敏性鼻炎)。

assess(评估):评估尝试戒烟的意愿和烟草依赖的程度。呼出一氧化碳测定为 23 ppm(重度)及尼古丁依赖性评分为 9 分(重度),告知其戒烟的必要性,再次坚定戒烟的信心。

assist(帮助):帮助吸烟者戒烟。提供心理咨询(必要时邀请心理医生介入)。

arrange(随访):电话随访,预约 2 周后门诊随访。

戒烟处方

(1) 树立戒烟信心。

(2) 戒烟药物:酒石酸伐尼克兰启动装遵医服用。

(3) 适当运动。

(4) 以健康饮料茶叶及果汁缓解戒烟中可能产生的咽部不适。

(5) 2 周后戒烟门诊随访。

[复诊日期:2020 年 1 月 22 日]

患者戒烟 2 周,目前吸烟量减少为每天 5 支左右,咳嗽、咳痰明显好转。自诉心烦易怒,疲倦感明显,食欲增加,夜间睡眠差,易惊醒。

复查呼出一氧化碳测定:9 ppm。尼古丁依赖性评分:3 分(轻度)。

戒烟门诊技巧

要点:加强戒烟者的自我暗示。

(1) 宣告戒烟决心,争取他人支持。让丈夫、儿子加入戒烟联动。

(2) 拖延策略,降低烟瘾,延迟吸烟行为。培养有益身心的爱好。

(3) 深呼吸。告知其想要吸烟时候可以去阳台呼吸新鲜空气。

戒烟处方

(1) 巩固戒烟信心,和家人多沟通,建议丈夫、儿子一起戒烟。

(2) 戒烟药物:酒石酸伐尼克兰维持装遵医服用。

(3) 适当运动,做其他事情,如跑步、广场舞等体育锻炼,看电视,找朋友聊天、逛街等分散注意力。

（4）以纯水及果汁等健康饮料缓解咽部及胃部不适。避免进食高盐、高糖、高脂肪食物，告知其体重的可控性。

（5）饮食清淡，生活规律，早睡早起。

（6）辅助戒烟药茶治疗。

（7）2周后戒烟门诊随访。

[复诊日期：2020年2月19日]

因疫情原因，未能及时来院复诊，戒烟1个月后停药，目前复吸1周，每天吸烟20支左右。自诉咳嗽、咯痰加重。本次和丈夫、儿子三人同时就诊戒烟。

复查呼出一氧化碳测定：15 ppm。尼古丁依赖性评分：6分（轻度）。

戒烟门诊技巧

要点：加强戒烟者的自我暗示。

（1）宣告戒烟决心，和丈夫、儿子一起加入戒烟联动。

（2）拖延策略，降低烟瘾，延迟吸烟行为。培养有益身心的爱好。

（3）深呼吸。告知其想要吸烟时候可以去阳台呼吸新鲜空气。

戒烟处方

（1）巩固戒烟信心，和家人多沟通戒烟后感受。

（2）戒烟药物：酒石酸伐尼克兰维持装遵医服用。

（3）适当运动，做其他事情分散注意力，同样可以改善夜间睡眠。

（4）以纯水及果汁等健康饮料缓解咽部及胃部不适。避免进食高盐、高糖、高脂肪食物，告知其体重的可控性。

（5）饮食清淡，生活规律，早睡早起。

（6）辅助戒烟药茶治疗。

（7）2周后戒烟门诊随访。

[复诊日期：2020年3月4日]

患者和丈夫、儿子戒烟联动后，互相鼓励、互相监督，目前已经不吸烟，咳嗽、咯痰明显减少，无明显的戒断症状。

复查呼出一氧化碳测定：6 ppm。尼古丁依赖性评分：0 分(轻度)。

戒烟门诊技巧

要点：加强戒烟者的自我暗示。

(1) 宣告戒烟决心,和丈夫、儿子一起戒烟。

(2) 培养有益身心的爱好。

(3) 深呼吸。告知其想要吸烟时候可以散步、咀嚼口香糖。

戒烟处方

(1) 巩固戒烟成果,和家人多沟通戒烟心得。

(2) 戒烟药物：酒石酸伐尼克兰维持装遵医服用。

(3) 适当运动,做其他事情分散注意力,同样可以改善夜间睡眠。

(4) 以纯水及果汁等健康饮料缓解咽部及胃部不适。避免进食高盐、高糖、高脂肪食物,告知其体重的可控性。

(5) 饮食清淡,生活规律,早睡早起。

(6) 辅助戒烟药茶治疗。

(7) 2 周后戒烟门诊随访。

[复诊日期：2020 年 3 月 18 日]

患者目前已经不吸烟 20 天,基本无咳嗽、咯痰,食欲增加。

辅助检查：复查呼出一氧化碳测定：0 ppm。尼古丁依赖性评分：0 分(轻度)。

戒烟处方

(1) 巩固戒烟成果,和丈夫、儿子多沟通戒烟体会。

(2) 戒烟药物：酒石酸伐尼克兰维持装遵医服用。

(3) 适当运动,培养其他兴趣爱好。

(4) 饮食清淡,生活规律,早睡早起。

(5) 4 周后戒烟门诊随访。

跟踪随访 2 个月,患者继续使用酒石酸伐尼克兰维持装治疗 1 个月,自诉闻到烟草气味有厌恶感,无明显咳嗽、咳痰。目前已经全家戒烟成功。

(茅靖)

戒 烟 科 普

　　科普，就是科学知识普及的意思，是传播科学知识的过程。也就是用通俗易懂的语言文字，把科学知识讲给读者。医学科普就是以严谨的医学知识为基础，以通俗易懂的表达为手段，将医学与其他文化相结合，传播大众医学常识。

　　随着互联网、大数据、人工智能等信息技术的迅猛发展，新的传播生态下，关于健康与戒烟的科普知识传播方式也发生着变化，随着公众信息获取方式的改变，要求戒烟科普更加具有内涵、特色，信息推送更及时、更精确，服务更贴心。新媒体的出现给戒烟科普工作带来新的生机，有着与传统媒体不同的宣传渠道，利用微博、微信、微视频等新媒体及虚拟现实等"互联网＋"的人机互动方式给公众带来即时性、互动性、精准性的个性化服务，让戒烟科普更具吸引力和影响力。

一、提升戒烟科普宣传的重要性

　　吸烟造成的危害已成为我国乃至全世界面临的严重的公共卫生问题。我国是世界吸烟人数排在第一的吸烟大国，根据当前吸烟率推算，我国目前的吸烟人数高达 3.16 亿，约有 7.4 亿不吸烟者遭受着二手烟暴露的危害，每年因吸烟死亡的人数超过 100 万，超过了因结核病、艾滋病和疟疾导致的死亡人数之和。我国已是世界上最大的烟草生产国、消费国、受害国。如果我国吸烟形势得不到有效控制，到 2050 年，每年因吸烟导致的死亡人数将突破 300 万，成为人民群众健康与经济社会发展不堪承受之重。

　　戒烟科普是大众健康服务中的一项重要内容，通过戒烟科普宣传不仅激发了公众对健康知识的兴趣和热情，同时还加深了公众对戒烟服务内容的理解，公众与戒烟科普知识的关系从被动接受逐渐转变为主动获取。无论是采用宣传册、报刊、电视、广播等传统方式进行信息的传播，还是新媒体、自媒体互动的方法，科普活动均有利于吸引群众注意力，进而有效激发参与的兴趣，达到推动戒烟知识普及的目的。

如今,新媒体技术迅速发展,戒烟科普工作需要紧跟时代步伐,充分利用媒体平台矩阵来达到更好的服务效果,从而真正实现普及戒烟科学知识,为公众解答疑惑,不断提高公众健康意识。随着信息传播方式的多元化发展,如何利用多种媒体形式来满足公众对戒烟的科普需求,是当前控烟工作者面临的一项重要课题。

二、新媒体在戒烟科普中的优势

新时期媒体的发展需要将传统的媒体与现代的手机、电脑等新媒体形式充分地结合起来。戒烟科普工作的开展同样需要开拓创新、与时俱进。习近平总书记指出"科技创新、科学普及是实现创新发展的两翼,要把科学普及放在与科技创新同等重要的位置"。科学普及是实现创新驱动发展的重要之翼。戒烟科普宣传借助新媒体的宣传形式来对公众进行科普知识宣传,可以更加具有广泛性和有效性,从新媒体发展的角度来提高宣传的认知,并对其中的传播规律加以理解,在不断增多的信息传播渠道里找准自己的位置,发挥自己的特长,才能在新媒体时代里发挥科普工作的最大价值。

随着科技时代的发展进步,互联网、手机等的广泛应用,新媒体对公众的生活、工作产生重要影响。新媒体比传统媒体具有更强大的功能:具有即时性,可以不受时空限制,可以适时传播、同步传播、连续传播,公众可以借助新媒体随时随地获取戒烟信息;具有互动性,新媒体的传播方式的主要特点就是多渠道、去中心化、互动性强。公众可以根据自身需要,通过新媒体平台获取需要的戒烟信息,弥补传统戒烟科普的单一性和互动性差的不足;具有精准化个性化,科普工作者可以通过新媒体形式,在第一时间了解公众对戒烟的需求,收集公众的意见建议,完善戒烟科普信息,从而针对需要的公众作精准化的戒烟服务,满足公众的个性化需要。在新媒体形式上进行戒烟科普知识宣传,可以利用戒烟 APP、微信、QQ、博客、抖音等多方式多渠道展开,接受科普信息的公众可以进行多次转发,这样戒烟科普信息将在新媒体公众中宣传出去,扩大戒烟科普宣传面。

三、利用新媒体开展戒烟科普工作的建议

1. 形式要新颖独特

以"无烟上海"微信公众号为例,在 2020 年 7 月 10 日发布的《戒烟医生拍了拍你:其实戒烟门诊是这么一回事》一文中指出,通过戒烟门诊医生门诊后独白

的独特表现形式,将戒烟门诊咨询的受助人群、戒烟门诊的流程、戒烟的药物方法与非药物方法生动形象地展示给公众,并在视频下方配以文字和图画,让公众熟悉戒烟门诊的流程,并使大众不再对戒烟门诊陌生。再比如,《健康上海 控烟先行》网络宣传短视频的发布,运用短视频的表现形式将上海控烟工作的历史回顾、目前现状和成效、无烟党政机关建设情况等上海市控烟领域的工作成效表现得淋漓尽致。以上独特的视频表现手法更加突出了与以往大都通过单一图片来展现戒烟科普的不同之处,给人以耳目一新的感觉。上海市医学会呼吸病学专科分会烟草病学组还通过抖音、微信等平台推送学组成员的科普视频,形式丰富多样,内容不拘一格,并易于转发传播。

2. 内容要紧扣主题

传统媒体目前仍然有着广大的受众群体,戒烟科普在表现形式不断创新的基础上表现内容依然是十分重要的。由于戒烟信息的获取渠道越来越多样和便捷,因此,公众希望从科普节目中看到的并不主要是戒烟与身体健康等简单的医学常识信息,而更希望通过科普讲解能够获取更多的对例如电子烟危害、烟草与新冠肺炎、中医戒烟等在现实中热点话题的科普知识的深入解读以及相关的医学提示。因此,在科普中应适当将戒烟知识融入热点话题中,但不能为了科普而科普。戒烟科普一定要围绕当前热点话题,让观众对戒烟及身体健康有更为深刻的认识和了解。此外,在做好戒烟科普的同时也要做好戒烟服务,在节目中还要把相关的戒烟门诊、戒烟热线等信息对公众进行反复提示,以达到扩大影响力的目的。

3. 要做到通俗易懂

戒烟科普要做到通俗易懂,可以通过简明清晰的视频画面或图形图像并配以简短的文字描述来达到让公众易于理解和把握的目的。以上海交通大学医学院附属瑞金医院呼吸与危重症医学科周剑平医生的个人微博栏目"戒烟周记"为例,其长期定期发表大量科普短文,通常以简洁的卡通画并配以文字表述的形式,将作者在戒烟门诊中遇到形形色色的案例进行了生动而又通俗的解释,兼备了科普性和趣味性,不仅通俗易懂,还达到了给人印象深刻的目的。

4. 要做好互动

互动就是一面镜子,只有做好和公众的互动,才能了解公众最需要什么,最想了解到什么。例如,针对公众最为关心的电子烟的是与非以及电子烟是否能帮助戒烟等话题,上海电视台新闻透视栏目多次对该话题做了深入的解读,向公众解释了不仅有尼古丁还有其他一些有害物质,对健康的长期影响尚不明确,没有充足证据表明电子烟有助于戒烟,起到了很好的科普宣传效果。

总之,新媒体的出现突破了传统媒体互动性差、即时性不强的缺点,新媒体的发展给戒烟科普带来新的机遇、新的挑战。正因为新旧媒体相互融合的发展形势已远远超出人们的想象,所以戒烟科普宣传中需要不断充实自己。这样才能更具说服力地开展健康教育和促进戒烟,才能达到使吸烟人群戒除烟瘾的预期目的。

(朱海星,戴然然)

【参考文献】

［1］平淼文,王彦,曹洁,等.吸烟对慢性气道炎症患者 FeNO 表达的影响[J].天津医药,2016,4(1):29-32.

［2］刘荆湖,袁水生,胡平生,等.不同年龄段慢性阻塞性肺疾病患者戒烟后肺功能变化的比较[J].中国当代医药,2020,27(24),56-58.

［3］王钦,胡斌,周剑平.戒烟干预慢性阻塞性肺疾病吸烟患者疗效的影响[J].中国慢性病预防与控制,2020,28(9),685-687.

［4］夏俊波,任振义,王娇莉,等.戒烟对吸烟哮喘患者肺功能和哮喘控制的影响[J].全科医学临床与教育,2012,2(10):134-137.

［5］Pedersen B, Dahl R. Eosinophil and neutrophil activity in asthma in a one-year trial with inhaled budesonide: The impact of smoking [J]. Am J Respir Crit Care Med. 1996,153(5):1519-1529.

［6］Parson A, Daley A, Begh R, et al. Influence of smoking cessation after diagnosis of early stage lung cancer on prognosis: systematic review of observational studies with meta-analysis [J]. Semin Oncol Nur, 2008,24(1):16-26.

［7］丁胜华,徐和福,张建武.戒烟对急性心肌梗死患者阿司匹林与氯吡格雷抑制血小板功能的影响[J].血栓与止血学,2017,23(3):451-453.

［8］Lam TH, Abdullah AS, Ho LM, et al. Smoking and sexual dysfunction in Chinese males: findings from men's health survey [J]. Int J Import Res, 2006,18(4):364-369.

［9］Luo J, Margolis KL, Wactawski-Wende J, et al. Association of active and passive smoking with risk of breast cancer among postmenopausal women: a prospective cohort study [J]. BMJ, 2011,342: d1016.

［10］Luo J, Margolis KL, Wactawski-Wende J, et al. Association of active and passive smoking with risk of breast cancer among postmenopausal women: a prospective cohort study [J]. BMJ, 2011,342: d1016.

［11］姜垣,杨焱,王立立.简短戒烟干预手册[J].北京:军事医学科学出版社,2013:1-46.

[12] 吴蕾,姜斌,曾静,等.简短戒烟干预研究的 Meta 分析[J].中华流行病学杂志,2015,36(06):658-662.

[13] 孙刚,张新平.我国东中西部门诊诊疗时间定量研究[J].中国卫生事业管理,2010,27(1):60-62.

[14] 姜垣,杨焱.戒烟门诊操作指南[J].2 版.北京:人民卫生出版社,2015:7-33.

[15] 王文炳,李浩祥,邝祖盛,等.基于 AWARD 模式的非常简短个性化戒烟干预:香港经验[C].中国控制吸烟协会第 19 届全国控烟学术研讨会摘要论文集.北京:中国控制吸烟协会编委会,2018:50-51.

[16] 戴悦,张宝泉,孙虹,等.我国医生吸烟率、戒烟率及控烟行为的系统研究[J].中国现代医学杂志,2016,26(4):88-94.

[17] Jackson SE, Kotz D, West R, et al. Moderators of real-world effectiveness of smoking cessation aids:a population study [J]. Addiction. 2019,114(9):1627-1638

[18] Kotz D, Brown J, West R. 'Real-world' effectiveness of smoking cessation treatments:a population study [J]. Addiction. 2014,109(3):491-9.

[19] 王丹,邓颖,田莉,等.冠心病患者的戒烟意愿及需求的现况调查[J].中国健康教育,2020,36(04):91-94.

[20] 沈益妹,丁昱,沈云峰,等.湖州市农村地区吸烟者戒烟意愿影响因素分析[J].中国预防医学杂志,2018,19(04):54-58.

[21] 赵宪,杨焱.华北 16 家戒烟门诊就诊吸烟者人群特征分析[J].中国卫生产业,2019,16(12):173-174.

[22] Leone FT, Zhang Y, Evers-Casey S, et al. Initiating pharmacologic treatment in tobacco-dependent adults. an official American thoracic society clinical practice guideline [J]. Am J Respir Crit Care Med. 2020;202(2):e5-e31.

[23] Benowitz NL, Pipe A, West R, et al. Cardiovascular safety of varenicline, bupropion, and nicotine patch in smokers:a randomized clinical trial [J]. JAMA Intern Med. 2018,178(5):622-631.

[24] 宋立人.现代中药学大辞典[M].北京:人民卫生出版社,2001:1772-1774.

[25] 薛殿凯.食疗戒烟[J].家庭中医药,2005,12:50-51.

[26] Stead LF, Buitrago D, Preciado N, et al. Physician advice for smoking cessation [J]. Cochrane Database Syst Rev. 2013,2013(5):CD000165.

[27] Notley C, Gentry S, Livingstone-Banks J, et al. Incentives for smoking cessation [J]. Cochrane Database Syst Rev. 2019,7(7):CD004307.

[28] McLean L, Cornett NA. Nondrug treatments for smoking cessation [J]. JAAPA. 2017,30(10):1.

[29] Lindson N, Thompson TP, Ferrey A, et al. Motivational interviewing for smoking cessation [J]. Cochrane Database Syst Rev. 2019,7(7):CD006936.

[30] Guichenez P, Underner M, Perriot J. Behavioral and cognitive therapies in smoking cessation:What tools for the pulmonologist? [J] Rev Mal Respir. 2019,36(5):600-609.

[31] González-Roz A，García-Pérez Á，Weidberg S，et al. Reinforcer pathology and response to contingency management for smoking cessation [J]. Psychol Addict Behav. 2020,34(1)：156 - 163.

[32] Vinci C. Cognitive behavioral and mindfulness-based interventions for smoking cessation：a review of the recent literature[J]. Curr Oncol Rep. 2020,22(6)：58.

[33] Ginsberg D，Hall SM，Rosinski M. Partner support，psychological treatment，and nicotine gum in smoking treatment：an incremental study [J]. Int J Addict. 1992,27(5)：503 - 14.

[34] Wang C，Xu J，Yang L，et al. Prevalence and risk factors of chronic obstructive pulmonary disease in China（the China Pulmonary Health［CPH］study）：a national cross-sectional study [J]. Lancet，2018,391(10131)：1706 - 1717.

[35] WHO urges more countries to require large graphic health warnings on tobacco packaging：the WHO report on the global tobacco epidemic，2011 examines anti-tobacco mass-media campaigns [J]. Cent Eur J Public Health，2011,19(3)：133,151.

[36] 中华人民共和国国家卫生和计划生育委员会. 中国临床戒烟指南(2015 年版)[J]. 中华健康管理学杂志,2016,10(2)：88 - 95.

[37] Jimenez-Ruiz CA，Andreas S，Lewis KE，et al. Statement on smoking cessation in COPD and other pulmonary diseases and in smokers with comorbidities who find it difficult to quit [J]. Eur Respir J，2017,46(1)：61 - 79.

[38] 杨德湘,周剑平,李庆云等. 药物联合微信平台在慢性阻塞性肺病患者戒烟中的疗效评价[J]. 上海交通大学学报(医学版),2016,36(3)：385 - 389.

[39] 蒋亚林,周剑平,李庆云等. 中-重度尼古丁依赖人群戒烟方式的选择及相关影响因素[J]. 上海交通大学学报(医学版),2017,37(7)：1029 - 1032.

[40] 郝冉,周剑平,时国朝,等. 快速戒断法与逐步戒断法戒烟疗效比较及影响因素分析[J]. 中华结核和呼吸杂志,2017,(12)：898 - 902.

[41] 李庆云,李诗琪,周剑平. 阻塞性睡眠呼吸暂停与吸烟的交互影响[J]. 内科学理论与实践,2021,16(2)：76 - 78.

[42] 童琳,杨达伟,白春学. 美国肺癌防治工作对中国的启示[J]. 国际呼吸杂志,2021,41(5)：321 - 324.

[43] 李雯. "控烟",中国在行动[J]. 中国卫生人才,2012,(9)：60 - 62.

[44] 胡潇,许建名,闫静雅. 浅谈三阶段式戒烟行为干预法[J]. 中国健康教育,2020,36(10)：965 - 967.

[45] 何燕. 探究新媒体对科普类新闻的影响[J]. 中国报业,2020,(17)：112 - 113.

[46] 刘建桢. 新媒体语境下科普话语亲和力建构研究[J]. 科普研究,2020,15(4)：47 - 54.

[47] 曾静平,郭琳. 新媒体背景下的科普传播对策研究[J]. 现代传播,2013,35(1)：115 - 117.

第五章

控烟

第一节

国际控烟进展

一、《烟草控制框架公约》(FCTC)

《烟草控制框架公约》(以下简称《公约》)于 2003 年 5 月 21 日第五十六届世界卫生大会通过,并于 2005 年 2 月 27 日生效。《公约》共有 11 部分 38 个条款,是联合国历史上最快和最广泛生效的条约之一。至 2021 年,共有 182 个缔约方(181 个国家和欧盟),覆盖了世界 90% 以上的人口,充分体现了控烟已成为全球共识。《公约》是世界上第一部公共卫生国际法,旨在降低烟草对健康和经济的破坏性影响,对全世界各国的控烟政策制定与行动实施提供了统一的指导性作用。

我国于 2003 年 11 月 10 日签署了《公约》。2005 年 8 月 28 日,第十届全国人大常委会第十七次会议正式批准《公约》。2006 年 1 月 9 日,《公约》在我国生效。

《公约》由目标、指导原则、一般义务、减少烟草需求的措施、减少烟草供应的措施、保护环境、与责任有关的问题、科学和技术合作与信息通报、机构安排和财政资源、争端解决、公约发展等部分组成,对烟草及其制品的成分、包装、广告、促销、赞助、价格、税收、非法贸易、大众教育、戒烟服务、烟盒包装和监测等问题均做出相应的规定,以提供一个由各缔约方在国家、区域和全球各级实施烟草控制措施的框架为目的,以便减少人群烟草使用和接触烟草烟雾,从而保护当代和后代免受烟草消费和接触烟草烟雾对健康、社会、环境和经济产生的破坏性影响。

二、全球综合控烟政策(MPOWER)

为了严格执行《烟草控制框架公约》,世界卫生组织于 2008 年出台了六项有效地减少烟草使用的控烟措施,这些措施被称为 MPOWER(即 monitor、protect、offer、warn、enforce 和 raise 的首字母),是帮助各国实施《公约》的工具,是减少烟草使用的最具成本效益的方法。

monitor(监测烟草使用和预防政策):即要了解本地的烟草生产销售和使用情况,并对烟草业所采取的促进烟草消费和使用的任何措施都有一定的预案。

protect(保护人们免受烟草烟雾危害):即禁止在所有室内公共场所吸烟,以及必要时禁止在室外环境吸烟,可能时可包括家庭中孩子活动的地方,以最大限度保护所有人,包括不吸烟的人免受烟草烟雾危害。

offer(提供戒烟帮助):对有戒烟需求的人提供物美价廉的戒烟服务,可包括:戒烟电话咨询、网上交流、戒烟门诊、戒烟药物等。

warn(警示烟草危害):包括但不限于在烟草包装上使用符合公约最低要求的烟草健康警示,以及开展控烟健康教育,播放控烟公益广告等。

enforce(禁止烟草广告、促销和赞助):禁止所有形式的烟草广告、促销和赞助,确保所有人都不能接触美化烟草的行为。

raise(提高烟草税和烟草制品价格):提高烟草的税收和市场零售价格,以降低人们对烟草价格的耐受度,提高戒烟的可能性,并保证财政收入在短期内不会因为人们戒烟而大幅度下降。

自实施以来,MPOWER 控烟策略中至少一项措施达到最高水平,全球约有50 亿人被至少一项 MPOWER 措施保护。其中 2007—2017 年十年间,全球平均成人吸烟率降低了 15%。尽管取得了可喜的成绩,控烟仍不可放松警惕。联合国第三次高级别会议(NCDs)上针对 5 大疾病威胁和 5 大非传染性疾病风险提出"5×5"策略中,需要控制的危险因素之一即为烟草使用;世界卫生组织到2025 年慢性病防控的九项全球自愿性目标之一,即为慢性病引起的过早死亡减少25%；联合国2030可持续发展目标(SDGs)之一即为加强世界卫生组织《烟草控制框架公约》的执行，到2030年，通过预防、治疗及促进身心健康，将非传染性疾病导致的过早死亡减少三分之一。由于烟草带来的威胁仍然存在世间，贯彻《公约》实施将持续作为今后各国共同努力的方向与目标。

三、国际控烟趋势

通过无烟环境立法的国家数量逐年增加。从2007年到2018年，无烟环境立法的国家数量由10个上升到62个，覆盖人口由2亿人增长到16亿人。全世界22%的人口已被全面无烟室内公共场所、工作场所和交通工具政策所保护。

城市在保护其居民免受二手烟危害方面取得了重要成就。在全球100个最大城市中，47个城市的2.53亿人受到全面无烟法律的保护。目前，全球已有数百城市成功地成为无烟城市。

从全球无烟政策的变化趋势来看，越来越多的国家和地区制定和执行新的烟草控制法，全面禁止公共场所吸烟。禁止吸烟的范围不断扩大到室外区域，包括公园、室外就餐区域、旅游景点、托儿所或娱乐场、学校、医疗机构、体育设施以及文化和行政基础设施周边室外区域。

对于无烟环境立法，特别提升了对儿童活动的室外区域和私家车的关注，40%有禁烟规定的缔约方立法要求部分或全面禁止在有儿童的私家车上吸烟。其中，全面禁止的有芬兰、法国、卢森堡、马耳他、卡塔尔、斯洛文尼亚。

当前在禁止吸烟的场所，禁止使用水烟或电子烟等也变得越来越普遍。部分国家已将电子烟纳入烟草类别，可以预见未来对电子烟的控制力度也将进一步加强。

四、各国控烟政策和做法

美国禁止特殊口味烟草制品的销售，要求烟草公司披露烟草制品的成分。对烟草的严控以及对肿瘤的早期筛查和治疗，是美国癌症人数下降的主因；加拿大是世界上第一个要求卷烟包装盒上印制图片警示的国家，并制作了16种警示语（英语和法语），这些图文警示须占烟包面积的75%；欧盟要求其成员国的烟草制品的包装警示上，65%的面积要有文字加图形警示。80%的欧盟公众支持在普通公共场所禁烟，特别是青少年已成为欧盟社会中抵制烟草态度最鲜明的一个群体。英国从 1990 年代至今已多次进行控烟立法和修订,要求室内公共场所全面禁止吸烟,禁止烟草广告促销;2007 年起,18 岁以下的儿童被禁止购买卷烟。现行的烟草包装上,正面须有 30% 的文字警示,背面须有 40% 的图形加文字警示。法国禁止向 16 岁以下儿童销售烟草产品。有控烟执法权的机构包括卫生部门、劳工部门和警察部门,可对违规烟民、公共场所和烟草商等处以罚款。德国联邦议院大楼等机构入口处都张贴了"禁止吸烟"的巨幅醒目标识,政府人员也以身作则,树立良好榜样。强调保护未成年人是德国新禁烟法的另一大特点,新通过的法律将禁止售烟的青少年年龄由 16 岁提高到 18 岁,违规向青少年售烟者将被处以最多 5 万欧元的巨额罚款。意大利控烟法律规定在餐厅、酒吧、舞厅等所有公共场所和娱乐场所一律禁止吸烟,否则将处以 275 欧元以下罚款;对公共餐饮和娱乐场所的负责人处以 2000 欧元以下罚款,严重者可能被勒令停业甚至吊销营业执照。意大利公共场所实施禁烟法一年即获得显著成效,烟民数量下降了 50 万,烟草销售量下降 5.7%,因吸烟引起的心肌梗死而住院的患者也明显减少。俄罗斯要求室内工作场所、公共场所和公共交通工具禁止吸烟;禁止包括跨境广告在内的所有烟草广告促销赞助;要求烟包正面要有 30% 文字警示,背面有 50% 图片警示。随着立法实施,俄罗斯已成为符合世界卫生组织全面无烟标准的国家。日本政府自实施健康促进法以来,在火车、公共场所和其他公共场合都设立了独立的吸烟区。2005 年 10 月,日本烟草研究所宣布在全国 62 万部自动售烟机上改装识别"购烟卡"的新型机器,从 2007 年底起接受 20 岁及以上者的购卡申请。韩国政府对烟草广告赞助促销的限制更为严格,公共场所全面禁烟,禁止使用自动售烟机,并要求在烟盒上标明每只卷烟中焦油、尼古丁等有害物质含量。特别指出,在韩国电子烟也被归到烟草类,在禁烟区域吸电子烟也会面临传统卷烟相同额度的罚款。新加坡几乎所有公共场所都属于禁烟范围,目前是世界上吸烟率最低的国家之一,正努力成为世界上第一个无烟国。澳大利亚是最早把图文并茂的健康警示印制在烟草制品包装上的国家之一,也是世界上第一个要求烟草公司不得在包装上印制任何装饰的国家。新西兰早在 1990 年就制定了《无烟环境法》,此后经过十几年的修改和完善,目前被公认为世界上烟草控制规划最强大的国家之一。

(习佳成)

我国控烟政策与法规

一、控烟履约情况

《烟草控制框架公约》（以下简称《公约》）规定，每一缔约方应在国家法律规定的现有国家管辖范围内采取和实行，并在其他司法管辖权限内积极促进采取和实行有效的立法、实施、行政和/或其他措施，以防止在室内工作场所、公共交通工具、室内公共场所，包括其他公共场所接触烟草烟雾。截至目前，我国尚未出台全国性的控烟法规。胡鞍钢等专家学者认为，控烟政策应该上升为国家战略，政府需要像关注地震灾害、突发性卫生事件的高度来关注控烟，控烟政策的目标需要量化，通过人大立法和国家行政规划进行烟草控制，从抑制烟草消费的市场经济手段对行政手段进行完善。

二、控烟相关法律法规

我国控烟工作起步相对较晚，在20世纪70年代以前还缺少吸烟与健康关系的科学研究以及完整的烟草流行情况监测资料，随着世界各国对吸烟危害健康的深入研究和逐步认识，我国政府也开始重视控烟监管工作，采取综合性控烟活动和措施，积极投入国际控烟活动。

20世纪70年代，我国出台了第一份包含控烟内容的官方文件《关于宣传吸烟有害与控制吸烟的通知》。从80年代开始，我国相继颁布了多条涉及控烟内容的法律和法规，包括1987年国务院颁布的《公共场所卫生管理条例》、1991年第七届全国人大常委会第二十次会议通过的《中华人民共和国烟草专卖法》、1991年全国人大常委会第二十一次会议通过的《中华人民共和国未成年人保护法》和《中华人民共和国预防未成年人犯罪法》等。另外，卫生部与交通、铁路、民航、建设和工商等有关部委分别制定了如在公共交通工具及其等候室禁止吸烟的规定、无烟草广告城市认定等政策措施。2009年，原卫生部等四部门印发《关于2011年起全国医疗卫生系统全面禁烟的决定》。2010年，教育部联合原卫生部下发《关于进一步加强学校控烟工作的意见》。2011年，"控烟"首次写入我国"五年"规划，当年5月1日，《公共场所卫生管理条例实施细则》实施，对室内公共场所禁止吸烟作出了明确规定。2013年，中共中央办公厅、国务院办公厅印发《关于领导干部带头在公共场所禁烟有关事项的通知》。2019年12月28日《中华人民共和国基本医疗卫生与健康促进法》经十三届全国人大常委会第十五次会议表决通过，并于2020年6月1日起正式实施。其中第六章健康促进第七十八条提出：国家采取措施，减少吸烟对公民健康的危害。公共场所控制吸烟，强化监督执法。

从目前各城市的无烟立法来看，全面无烟覆盖的范围越来越广，其中上海是中国较早开展无烟立法的城市之一，2010年3月1日，《上海市公共场所控制吸烟条例》(简称《条例》)生效实施，这是世界卫生组织《烟草控制框架公约》在我国生效后，大陆地区首部省级人大颁布的控烟地方法规。2010年世博会在上海成功举办，《条例》助力诞生了世博会159年历史上首个"无烟世博"，并推动大陆地区的城市控烟立法进程。2017年3月1日《条例》第一次修订，实现室内全面禁烟，世界卫生组织授予上海市人民政府"世界无烟日奖"。2022年10月28日《条例》第二次修订，将电子烟纳入公共场所禁烟范围。

三、健康中国行动、健康上海行动的控烟目标

1. 健康中国行动：全面推进控烟履约

2016年10月，中共中央、国务院印发了《"健康中国2030"规划纲要》，要求全面推进控烟履约，加大控烟力度，运用价格、税收、法律等手段提高控烟成效；深入开展控烟宣传教育；积极推进无烟环境建设，强化公共场所控烟监督执法；推进公共场所禁烟工作，逐步实现室内公共场所全面禁烟；领导干部要带头在公共场所禁烟，把党政机关建成无烟机关等。到2030年，15岁以上人群吸烟率要求降低到20%。

2019年6月25日，国务院印发了《关于实施健康中国行动的意见》，成立健康中国行动推进委员会，同年7月9日，发布了《健康中国行动（2019—2030年）》，其中控烟行动目标的结果性指标为15岁以上人群吸烟率2022年<24.5%，2030年<20%；全面无烟法律保护的人口比例，2022年≥30%，2030年≥80%；此外，《行动》倡导个人和社会戒烟与减少被动吸烟、重点人群带头戒烟、鼓励企事业单位出台政策，创造无烟环境，为有需要戒烟的员工提供帮助。

要达到 2022 年基本实现建设成无烟党政机关的政府工作目标，到 2030 年持续保持无烟党政机关建设的成果。

2. 健康上海行动：共建共享无烟上海

2017 年 9 月，《"健康上海 2030"规划纲要》提出：成人吸烟率降至 20％以下，二手烟暴露率降至 36％以下；儿童青少年吸烟率控制在 4％以下，二手烟暴露率控制在 10％以下。

2019 年 8 月 29 日，上海市人民政府印发了《关于推进健康上海行动的实施意见》的通知，要求为贯彻落实《上海市公共场所控制吸烟条例》，加强公共场所控烟监督执法，切实做好室内公共场所、室内工作场所和公共交通工具内控烟；同时，加强控烟宣传教育及对未成年人控烟的宣传引导；特别是鼓励领导干部、医务人员和教师等发挥控烟引领作用。2019 年 9 月《健康上海行动（2019—2030 年）》出台，进一步要求成人吸烟率 2022 年＜20％，2030 年＜18％；二手烟暴露率 2022 年＜45％，2030 年＜36％；至 2030 年，11—18 岁青少年吸烟率低于 4％，18 岁以下儿童青少年二手烟暴露率控制在 10％以下。

四、控烟执法监管模式

我国主要采用单部门执法和多部门执法两种模式。其中，有以北京为代表的单部门执法模式，也有以上海、广州、深圳和香港特区、澳门特区等为代表的多部门执法模式。单部门执法，即执法主体统一组织相关行政部门共同参与监督管理，有望改变执法队伍单薄，执法力度较弱的现状。多部门执法，则由主要执法部门统一协调好各相关行政部门的执法工作，辅以公众参与，能够充分发挥社会监督作用。中国社会科学院法学研究所副研究员黄金荣认为，如果只是由一个政府各部门的协调机构作为执法主体，专门执法人员有限，这会导致实际操作中的执法能力受限。但如果将执法权赋予过多的主管部门，又会导致协调工作成为极为困难的工作。中国政法大学法治政府研究院教授王青斌认为，除了现有的两种执法模式以外，还有综合执法模式，即将多部法律法规的执法权交给一支统一的执法队伍，这样做不但能节约执法成本，还能提高执法效率。

处罚力度方面，我国地方立法在处罚条款的规定上不够明确，有些甚至没有规定处罚措施及处罚金额。南京医科大学公共卫生学院刘宇认为，可以运用分级别和分类别的处罚方式，即对首次违反法律的行为主要采用批评、教育等处罚手段,并对个人信息记录在案,对多次违反法律的行为则采用罚款、社会服务(如担任义务控烟劝导员)甚至行政拘留等手段,对严重妨碍执法的行为还要按照刑法规定追究刑事责任,从而保证法律的教育作用和强制作用,对于控烟执行不力的公共场所业主也应采取批评教育、罚款甚至停业整顿、吊销营业证照的处罚。将处罚的规则进一步优化,保证执法的效率。西南交通大学法学系吴楠认为,当前大幅提高处罚力度是控烟立法的发展趋势。中国香港特区《定额罚款(吸烟罪行)条例》规定,任何人在法定禁止吸烟区或公共交通工具内吸烟或携带燃着的烟草制品、雪茄或烟斗,执法人员有权向他们发出定额罚款通知书,罚款港币1500元。任何人故意妨碍控烟督察执行职务、不遵从督察要求提供其姓名及地址或出示身份证明文件,或者提供虚假或误导性的姓名或地址,即属违法,最高可被罚款港币10 000元。这样严苛的处罚,对吸烟者足以产生惩戒的效果和威慑力,值得内地立法借鉴。

近年来,国内各地方控烟法律法规也在不断完善中。禁烟区域的管理要求越来越具体,可操作性也越来越强;当前的监管主体和监管原则更有利于执法协调和调动多方参与;对违法吸烟的处罚程序也在逐步简化、处罚金额规定也相对更合理。

和国外一样,国内有无烟立法的城市也普遍反映有取证难、时间滞后影响执法等问题。控烟工作不仅仅是公共卫生问题,更是社会问题,需要全社会动员、共同参与,鼓励各种社会组织和个人采取各种形式为控烟工作提供支持。针对提升控烟多部门合作治理能力,中国疾病预防控制中心控烟办研究员杨杰建议:明确各部门职责与分工,赋予协调部门一定的权利在最大程度上对职能进行有机统一,减少不必要的部门间协调;推动部门间协调合作方式的转变;开展自觉协调和强制协调;建立部门间协调配合监督机制等。复旦大学国际关系与公共事务学院林瑶则认为不仅需要政府以禁烟法令、严格执行和扩大宣传为先导,更需要发动全社会的力量开展控烟治理工作,包括建立控烟组织、网站、建立控烟志愿者队伍等。天津大学管理与经济学部肖永刚提出应加强对政策执行各环节的有效衔接,从目标、内容和管理三个方面改善政策,促使各部门的协调配合以及公众的积极参与,达到因时因地制宜。

北京市为方便市民投诉违法吸烟行为,志愿者更精准、快速到达被投诉现场,也为缓解卫生监督执法部门的压力,开发了控烟微信实时监管系统——"控烟一张图",实现了"互联网＋控烟"的社会共治创新模式。台湾地区鼓励市民对违法吸烟行为拍照举报,并对举报者进行奖励。上海除了通过 12345 市民热线实现控烟投诉举报外,市民可通过"上海发布"、"无烟上海"微信公众号、"健康云 Pro"小程序找到"控烟热力地图",提供法定禁烟场所的控烟问题线索(如室内违规吸烟、室内有烟蒂烟具、无禁烟标识等),在平台上形成大数据和全市控烟热力地图。同时,将定期发布问题场所榜单,以加强社会和舆论监督,督促场所进行控烟管理、巩固和整改,对重点、难点场所形成控烟执法建议书并报送所在辖区控烟监管部门,开展精准执法,切实提升监管执法力度和效率,共建共享无烟上海。

(乐坤蕾、袁静宜)

第三节

无烟环境建设

一、意义及必要性

烟草烟雾中含有 7 000 多种化学成分,其中 250 种为有害物质,70 种为致癌物,暴露于二手烟会对人体健康造成严重危害已是诸多研究证明的事实。原中国卫生部于 2012 年发布的《中国吸烟危害健康报告》中明确指出:二手烟不存在所谓的"安全暴露"水平,若有人室内吸烟,不管加装任何通风、空气过滤装置,都无法避免非吸烟者吸入二手烟。2015 年,世界卫生组织、国际烟草控制政策评估项目(ITC)与中国疾病预防控制中心联合发布《中国无烟政策——效果评估及政策建议》报告。该报告指出,中国有近 7.4 亿人每天暴露于二手烟雾危害之下,其中 1.82 亿为儿童;受二手烟污染的室内,比重度污染时的室外环境还要严重,每年约有 10 万人死于二手烟暴露,140 万人死于与烟草有关的疾病。

无烟环境是指在所有的室内公共场所、工作场所和公共交通工具内都没有吸烟的现象。全面无烟环境是唯一能够保护所有人免遭二手烟危害的方法。创建全面无烟环境具有诸多意义,第一,可以最大限度地维护人群健康,提高空气质量,避免吸入二手烟,减少人群患病率。第二,可以提高公众对二手烟危害的认识,增强场所内人群对无烟环境创建和维护的意识,强化无烟环境制度的执行。第三,无烟环境为吸烟职工提供了戒烟良好氛围,帮助有戒烟意愿的吸烟者戒烟,降低人群吸烟率。第四,有研究表明工作场所室内全面禁烟对于家庭无烟环境的建设有一定影响,更利于人群践行健康生活方式。第五,可以帮助提升个人文明素质和单位形象,降低火灾等意外情况发生风险,增加营业场所效益,减少人群医疗负担。第六,可以增加符合标准的无烟单位及场所的比例,为出台全面无烟公共场所政策提供依据。

二、创建要求及进展

2006 年,世界卫生组织《烟草控制框架公约》在中国正式生效实施,其中第 8 条规定"在室内公共场所、室内工作场所、公共交通工具和必要的室外场所,全面禁止吸烟"。2011 年,原中国卫生部颁布《公共场所卫生管理条例实施细则》,其中第十八条规定"室内公共场所禁止吸烟"。由中共中央、国务院于 2016 年印发并实施的《"健康中国 2030"规划纲要》中要求积极推进无烟环境建设,强化公共场所控烟监督执法。推进公共场所禁烟工作,逐步实现室内公共场所全面禁烟。国务院 2019 年印发实施的《健康中国行动(2019—2030)》对控烟领域提出的明确要求是到 2022 年和 2030 年,全面无烟法规保护的人口比例达分别达到 30% 及以上和 80% 及以上。

《2019 年中国控烟履约进展报告》显示,截至 2019 年 12 月,北京、上海、杭州、西安、武汉等 27 个城市立法(或修法)实施了控制吸烟的地方性法规或政府规章。2020 年,国家卫生健康委员会联合中央文明办、全国爱卫办印发《关于加强无烟党政机关建设的通知》,联合国家中医药局印发《关于进一步加强无烟医疗卫生机构建设工作的通知》,联合教育部印发《关于进一步加强无烟学校建设工作的通知》,全国各地稳步推进无烟党政机关、无烟学校、无烟医院建设,同时大力倡导无烟家庭理念,进一步探索无烟场所建设。

三、创建标准及策略

1. 全面无烟公共场所和工作场所的标准

(1) 所有室内场所应做到无人吸烟、无烟味、无烟头。

(2) 有符合创建全面无烟环境原则的控烟制度和有效的实施措施。

(3) 室内场所无吸烟区域、吸烟室及吸烟工具。

（4）场所入口处有明确的提示进入无烟场所标识，场所内所有区域有明显的禁烟标识，有配合无烟环境创建的宣传。

（5）设有控烟监督员，对场所内的吸烟行为进行劝阻。

（6）所属区域内无烟草制品销售，无烟草广告，无烟草赞助与促销活动。

2. 全面无烟公共场所和工作场所的策略

（1）制定符合全面无烟标准的制度。

（2）场所内有专人负责控烟工作。

（3）对工作人员开展吸烟和二手烟暴露危害的培训。

（4）通过媒体对全面无烟环境进行宣传、报道。

（5）加强监督与评估，确保无烟场所的实现。

四、实施步骤

无烟环境的创建过程主要包括四个阶段，即准备阶段、实施阶段、评估阶段和维持阶段。

1. 准备阶段

制定无烟环境建设的管理制度。一套完善的管理制度是无烟建设的保障和基础。包括成立领导小组、明确责任分工、建立工作机制、制定管理规定等。控烟领导小组管理单位日常控烟工作，组长由分管控烟工作的领导担任，各相关部门的负责人担任小组成员，明确各部门职责，做到人人参与控烟，人人管理控烟。将无烟单位建设纳入年度工作计划，建立控烟宣传、督导巡查、考评奖惩、戒烟干预等工作机制。在单位具体的管理制度中，要明确禁烟区域且不能摆放任何烟具，凡是室内一律禁烟；单位内禁止销售烟草制品，禁止烟草广告、促销和赞助，尤其是单位的小卖部中禁止出售烟草、禁止任何形式的烟草广告和烟草赞助；明确各部门、控烟监督员和巡查员的职责，明确要求全体职工室内禁止吸烟并有劝阻违规吸烟的责任，杜绝来访者违规吸烟。建立控烟巡查机制，奖惩机制，能够提供内部或外部戒烟帮助信息。

无烟环境氛围营造。要求在单位室内所有区域内，如卫生间、楼梯、走廊、电梯、会议室、办公室、食堂等场所，能够广泛、醒目、规范张贴或摆放禁烟标识。要求规范张贴带有禁烟标志和提示标语、投诉电话和违规罚款等核心要素的禁烟标识，以随时提醒吸烟者。对于控烟重点区域如楼梯拐角、茶水间、男厕所等建议安装烟雾报警器，以杜绝违规吸烟现象发生。可制作控烟宣传展板、资料架等,有图书室、休闲区域的场所也可布置科普宣传材料。同时利用电子屏播放控烟宣传视频,烘托无烟环境氛围,做好控烟规章制度、吸烟有害健康、戒烟方法技巧等相关知识的科普。

建设无烟环境并非完全杜绝吸烟,而是规范吸烟行为。鼓励扩大禁烟范围至室外区域。也提倡采取疏堵结合的方式,室内严格禁烟,室外定点规范吸烟,不吸游烟。对于允许(非法定室外禁烟场所)和有条件设置室外吸烟点的单位,如有独立室外空旷区域的,原则上应规范设置室外吸烟点,并符合以下要求:远离人行主通道、人群聚集区域、非吸烟区如建筑物等;吸烟区为敞开非封闭式和易于通风及空气流通;吸烟点配备烟蒂烟灰收集装置、吸烟点标识、烟草危害警示和戒烟服务信息;吸烟点设置符合消防安全要求,且功能单一不奢华;非烟草赞助;有醒目的吸烟点引导标识,并纳入地图导引指示系统。

在创建前开展《职工吸烟与二手烟暴露》的问卷基线调查,一方面可以了解目前单位内控烟现状,如室内吸烟现象发生的频率及地点、禁烟标识张贴情况、控烟宣传氛围等,另一方面还可以了解职工对烟草烟雾危害认知的情况,职工的吸烟情况及戒烟意愿等,以开展针对性的控烟建设、宣传及干预措施,对无烟创建完成后的情况开展效果评估。

2. 实施阶段

应通过各种途径充分动员告知职工单位正在创建无烟单位,可召开全体职工大会启动无烟环境建设,同时通告管理规定、奖惩措施等,单位及领导成员公开承诺建设无烟单位,在入口处醒目位置公示,接受职工和社会监督。也可通过内部网络,如职工微信群、微信公众号、OA 系统、报纸杂志期刊等发布创建信息。并将无烟单位建设的规章制度纳入新职工入职培训。

在创建过程中单位应开展广泛宣传,争取全社会的支持和配合,适时开展线上线下特色活动。可结合单位活动如职工运动会和家庭日活动等,或与单位所在辖区社区卫生服务中心联合开展控烟主题宣传,充分调动职工参与的积极性。也可通过举办健康讲座,邀请专家介绍吸烟和二手烟危害,或开展控烟知识竞赛,普及控烟知识和技能。鼓励单位将开展的控烟工作发布到微信公众号等新媒体平台,不仅烘托无烟氛围,也向社会宣传无烟环境共建共治的重要性。

实施阶段开展培训是重要环节。培训应有针对性,对全体职工、控烟巡查员、控烟志愿者、吸烟职工等可开展不同侧重内容的培训,全体职工应加强吸烟和二手烟暴露的危害、单位控烟的益处等内容培训;巡查员、志愿者应加强控烟规章制度重点内容和提醒、劝阻技巧等内容的培训；吸烟职工应加强戒烟意愿和动机、戒烟方法和技巧方面的培训。

实施阶段最重要的日常控烟工作就是开展督导巡查。单位要设立控烟监督巡查员，佩戴胸牌或袖章，做好巡查排班表，明确巡查时间要求和区域要求，能够及时制止违规吸烟行为，做好巡查记录。根据检查结果配合相应奖惩措施，并定期通报和督促整改控烟工作欠佳的部门或区域。在创建初期可每天进行巡查，每周进行督导通报，之后可根据控烟实施情况和效果，调整频率到每月或每季度进行一次督导通报。

随着无烟单位建设的进程，吸烟职工对戒烟的需求可能会增加，要及时对有戒烟需求的职工提供戒烟资源和支持。可向吸烟职工介绍戒烟的好处，向有戒烟意愿的职工介绍专业的戒烟门诊、戒烟热线和新媒体移动戒烟资源等，成立戒烟互助小组，分享成功戒烟经验，开展同伴教育等，鼓励吸烟职工尝试少吸烟或戒烟。充分借助社区医生或家庭医生的帮助，实现戒烟的目标。

3. 评估阶段

无烟单位可对照相应评分表开展自我评估，加强薄弱环节整改，总结创建过程中开展的各项控烟工作。自评达标后，可向无烟环境建设管理部门申请开展验收评估。现场验收的形式包括听取汇报、查阅资料和查看环境。由单位控烟负责人做无烟单位创建工作介绍，重点考察控烟领导小组对单位控烟工作的态度和熟悉度。资料可纸质版也可电子版归档展示，包括控烟计划、管理规定、巡查记录、奖惩记录等，开展的培训、宣传活动以图片或视频形式存档，可按照评分表分类整理。现场察看包括无烟环境氛围，禁烟标识是否张贴到位、是否有多种形式的控烟宣传资料、室外吸烟点设置是否规范，是否有违规吸烟现象发生。通过验收后，予以发文并颁发无烟单位证书（铜牌）。

4. 维持阶段

应继续保持无烟环境建设效果，形成常态化管理。每年将无烟单位建设纳入年度工作计划，持续开展控烟宣传，借助世界无烟日开展控烟活动，领导小组定期对单位控烟情况开展督导并对发现问题及时整改，同时接受本区域内相关主管部门的定期评估、明察暗访、无烟单位复审和社会监督。同时也鼓励无烟单位对建设过程中的亮点经验、创新做法加以总结和宣传推广，形成社会共建的良好氛围。

（贾晓娴）

控烟大众传播和典型案例

开展控烟大众传播,可以提高公众对烟草危害的认识,使其了解控烟相关健康知识,从而养成健康、科学、文明的无烟生活行为方式。鉴于戒烟医生(包括其他医务工作者)指导的科学性、专业性和权威性,专业医生在从事诊疗和干预服务的过程中,可以更详细明确地了解患者的健康问题和个人特征,而患者也更愿意接受专业医生的戒烟干预和科普,从而使得专业医生成为开展控烟大众传播,进行控烟健康科普的最佳人选。

一、开展控烟大众传播的意义

(1)有效的控烟大众传播,可以向公众提供控烟、戒烟相关的科普信息,帮助大众了解控烟健康知识,从而有利于降低公众因吸烟而导致各种相关疾病的发生、发展和死亡。

(2)结合渠道和资源,融入寓教于乐形式的控烟大众传播,能有效地降低青少年的吸烟率,提升其对于"吸烟有害健康"的认知和判断,预防其因各种社会因素影响从而染上烟瘾。

(3)广泛地开展控烟大众传播,有利于提高公众的健康素养。由于吸烟能所致的二手烟危害,其受害者一般为妇女和儿童群体,故控烟大众传播可以有效提升这部分人群对烟草危害的认知,从而尽可能采取措施避免自身受烟草烟雾侵害,甚至有助于鼓励吸烟者积极戒烟。

(4)有效的控烟大众传播有助于形成社会良好的控烟氛围,有助于形成有效的社会控烟监督环境。

二、开展控烟大众传播的形式

有效的控烟大众传播形式需具备传播速度快、范围广、影响大的特点。目前常见的控烟大众传播形式主要为媒介传播和活动传播两类。

媒介传播,顾名思义是依托现有媒介向公众传播控烟理念,医生个人甚至医院均可利用此类媒介来传递控烟健康知识和理念。控烟大众传播媒介一般又分为印刷类媒介(或实体类)和电子类媒介,目前常见的控烟传播印刷类媒介包括标识、海报、宣传册、折页、易拉宝等,多于医生诊室、医院宣传栏,或于医院周边的社区、街道、单位内摆放传播。而随着信息技术的高速发展,目前控烟大众传播也逐步以电子类媒介为主,其中新媒体平台由于平台本身的用户众多、传播速度更快范围更广的特性,成为当前控烟大众传播的主力媒介之一。医院、医生个人均可注册为微信公众号、微博、抖音快手短视频、腾讯知识官等平台的认证号以传播健康科普内容。

活动传播,即通过策划主题活动,将控烟理念传播给公众。一场控烟活动传播可以结合以上介绍的各类传播媒介共同开展,采取"线上+线下"的形式,最大化地发挥传播效果。目前常见的控烟大众活动传播形式有举办讲座、义诊、线上答题、线上直播等。

1. 线下开展控烟大众传播

目前大部分医院(或医务人员)在日常诊疗和服务过程中,同步开展健康科普和传播的工作,医院可进一步借助其内部自有宣传阵地或设施,开展线下控烟大众传播。

(1) 设置禁烟标识:在医院大楼主要入口和各个楼层通道的醒目位置设置"禁止吸烟"标识,在候诊区、治疗区、手术室、检查区、病房、医护办公室、值班室、会议室、卫生间等室内场所醒目位置张贴禁烟标识,让所有进入医院的人员受到禁烟提示和教育。

(2) 张贴宣传海报:利用院内橱窗、画廊、专栏和医院走廊宣传栏,传播无烟健康理念、介绍戒烟知识与技能、倡导健康生活方式。

(3) 摆放宣传资料:在导医台、门诊候诊处、病房走廊资料架等处,摆放控烟宣传资料,供就诊者、来访者、住院病人及家属随时取阅;志愿者向候诊患者发放控烟宣传材料,营造浓厚的宣传氛围。

(4) 电化宣传教育:充分利用医院 LED 屏、电视屏、智能机器人等电子平台,滚动播放控烟戒烟健康知识和技能,使进入医院的人员在耳濡目染中接受控烟教育。

(5) 举办健康讲座:结合"世界无烟日"、"世界慢阻肺日"、"国际肺癌日"、"世界心脏日"及《上海市公共场所控制吸烟条例》宣传月等卫生主题宣传节点,集中开展控烟宣传、戒烟讲座,组织义诊或健康咨询活动,让广大群众切实认识到吸烟的危害性。

(6)医生主动宣教:医生在诊疗时,应主动询问患者吸烟史,并宣传控烟知识,积极促成戒烟意愿,为吸烟者提供戒烟指导和帮助。

此外,控烟大众传播可以以医院为中心,向周边辐射辖区,联合周边社区、街道、单位等场所进一步开展传播活动。

(1)控烟传播进社区:社区卫生服务中心站点与辖区内居委会联合,把禁烟宣传海报、视频资料等发至社区,进一步扩大宣传范围,营造无烟社区环境,倡导绿色生活理念。

(2)定期举办讲座、义诊活动:辖区医疗机构的专业医生,定期前往社区公共场所开展控烟知识科普讲座,宣传讲解禁烟控烟知识,或开展义诊咨询活动,通过诊疗测试使烟民初步了解烟草依赖成瘾性程度,同时开展干预促使产生戒烟意愿。

(3)家庭医生开展健康管理和戒烟干预:家庭医生开展健康管理和随访时,主动询问患者吸烟史,并发放有关吸烟危害和如何控烟、戒烟的宣传材料,积极促动患者的戒烟意愿,为吸烟者提供戒烟指导和帮助。

(4)鼓励企业员工戒烟:医疗机构与所在辖区街道联合,打造立体化宣传矩阵。对辖区内党政机关、学校、企事业单位的干部职工进行控烟知识科普宣讲,或利用到企事业单位进行义诊服务时,开展控烟宣传和戒烟咨询。

2. 线上控烟大众传播阵地

(1)微信公众号:戒烟医生通过个人微信公众号,拓展了线上开展健康科普的新阵地,还可以在微信公众号内加入预约挂号、戒烟门诊时间等信息和功能,使公众通过关注医生的公众号了解相关健康科普知识。此外,也可以在微信后台或是推送文章的留言处向医生提出咨询寻求专业解答。而医生则可以借助公众号更直接地了解公众的需求,从而更加精准提供专业、权威的健康指导和建议。此外,借助公众号的引流作用,将有进一步诊疗需求的患者转诊至线下医疗机构门诊,通过线上线下相结合的方式,控烟科普与戒烟干预、预防和治疗有机结合起来。

对每天在门诊和病房忙碌的医务人员而言,运营好一个微信公众号并非易事,需要投入一定的时间和精力,掌握相关的方法和技巧。如上海市普陀区中心医院戒烟门诊史兆雯医生开设的"健康卫士小史的呼吸课堂",以及上海市静安区中心医院戒烟门诊李维浩医生开设的"医生有李"等已经在这方面做出了有益的尝试和取得了不错的成效。如果专业医生无暇运营个人公众号,也可与"无烟上海""健康上海 12320"等官方微信公众号建立联系,积极投稿或成为科普专栏专家,也同样可以达到不错的科普成效。

(2)抖音、快手等短视频平台:在制作短视频时,可以将控烟科普知识制作成大众更容易接受的碎片化学习健康科普的形式,除了常规的知识解说类,还可以尝试故事情景小视频,甚至是改编歌曲,这类创作型视频容易获得官方媒体平台的推荐,传播速度惊人,很可能成为流行"爆款"。

短视频科普内容要注意需讲述或解读实用的技能、技巧、经验和诀窍或公众常见误区等内容,而不要照着教科书讲枯燥的医学知识。在视频镜头前应注意仪表仪容,穿着白大褂,专业权威的形象也会为抖音号增加可信度。要善于研究时事热搜和"蹭热点",如果当前的话题存在"火"的潜力,应快速去挖掘出科普创意点,很可能在短时间内受到公众的关注和形成较为广泛的传播。

(3)新浪微博爱问医生:爱问医生是新浪微博推出的一款健康咨询应用,在医生和患者之间搭建在线咨询平台。患者可在微博上找到合适的医生,进行健康图文咨询、预约挂号等。"爱问医生平台"在新浪微博上运营并管理执业医生资质认证,健康排行榜、健康话题排行榜、健康热门微博排行榜、健康类话题等新浪微博医疗健康领域的资源,以保证新浪微博平台上的良好医疗健康领域生态环境,是专业人员开展健康科普的平台选择之一。

(4)腾讯知识官:知识官,是腾讯新闻在不同领域寻找有真知灼见或一技之长的专业人士,邀请成为腾讯新闻知识官,在腾讯新闻的平台上持续围绕热点话题和用户兴趣提供有趣实用的内容或互动。加入知识官计划将获得一系列个人 IP 服务,包括定制课程、粉丝交流和资源共享等。目前也已经成为一定规模的线上知识科普平台。

三、控烟典型案例

1. 上海市无烟集体婚礼

"无烟婚礼"是由原上海市健康教育所(现为上海市健康促进中心)和上海市控制吸烟协会首次提出,于 2011 年 8 月向全市发起倡议,并在上海婚博会上倡导新人举办无烟婚礼,即"婚宴宴席上不摆烟、不敬烟、不点烟"的婚礼新风尚,提倡公众形成无烟的健康理念,不在婚礼现场吸烟,促进公众关注控烟,进一步形成全社会控烟的良好氛围。从 2013 年起至 2016 年,在每年"5.31"世界无烟日期间,卫生系统牵头,联合民政、文明办、共青团、文广等相关部门,在上海城市的地标性场所(世纪公园、上海科技馆、世博源、南京路步行街)创新理念和形式举办无烟集体婚礼,倡导健康生活方式。活动则通过刚踏入婚姻殿堂、开启人生新篇章的新人为主角,向全社会倡导无烟、健康的生活理念和行为习惯,并带头庄重承诺和践行无烟婚礼,推动全社会形成控烟的良好氛围,并取得了良好的社会反响,成为沪上各类集体婚礼中的亮点。

上海市无烟集体婚礼是以健康教育专业机构为主策划实施的、多部门合作、社会共同参与的健康促进行动,已成为沪上健康教育领域的一项品牌,其起源、策划、实施、宣传、评估体现了健康促进经典理论在实际工作中的成功运用。通过人生中的重大事件婚礼为切入点,以人生中的大事件和健康相联系,使新婚夫妇群体成为健康促进干预的主要对象,并通过他们带动和辐射亲朋好友乃至全社会,起到了倡导健康生活方式的良好活动效果和社会反响。

2. 上海市公务人员、医务人员戒烟大赛

2013 年 12 月,中共中央办公厅、国务院办公厅印发《关于领导干部带头在公共场所禁烟有关事项的通知》,为进一步发挥政府机关公务人员的控烟带头表率作用,展示健康上海的良好形象,营造良好的全社会控烟氛围,上海市于 2015 年 9 月至 2016 年 3 月期间,举办了上海市公务人员戒烟大赛,大赛为期 6 个月,共招募参赛对象 1241 人,采取戒烟门诊+戒烟热线、短信追踪随访、线上新媒体和线下主题活动等综合戒烟干预措施,最终活动结束时 942 人进行了呼气 CO 测定,其中 444 人阶段性戒烟成功,阶段性戒烟成功率为 47.13%,并在 2016 年 "5.31"世界无烟日主题宣传活动上进行了隆重的活动总结和表彰仪式。同时戒烟大赛结束 1 年后的随访结果显示,仅有 19.7% 的大赛戒烟成功者复吸,戒烟成效明显。戒烟大赛通过强有力的社会动员和宣传,结合丰富、科学、便捷、有效的戒烟干预方法和专业技术支持,在帮助参赛人员成功戒烟的同时,也营造了良好的社会氛围,有力推动了无烟上海、健康上海建设,也为《上海市公共场所控制吸烟条例》的修订,出台室内全面禁烟的法规提供了支持。

在 2016 年举办全市公务人员戒烟大赛的基础和经验上,2017 年 5 月至 12 月期间,举办了上海市医务人员戒烟大赛,活动于 2017 年"5.31"世界无烟日全市主题宣传活动上启动。大赛参与人员为本市医务人员(包括临床医师、公共卫生医师、医技等专业技术人员以及在卫生计生系统单位中工作的人员),目前正在吸烟且烟龄在 1 年以上,并且有戒烟意愿者,全市总共 1869 人报名参加(其中二三级医院医务人员人数为 1021 人)。此次大赛设计开发了一套线上戒烟辅助打卡系统,帮助记录戒烟历程。参赛者中共有1263人注册并使用该系统,占总参赛人数的67.6%,其中482人使用戒烟辅助系统并最终反馈成功戒烟,占总参赛人数的25.8%。在2018年"5.31"世界无烟日全市主题宣传活动上,对本次戒烟大赛活动的"医者先行"戒烟成功之星、戒烟门诊服务之星、戒烟热线服务之星、优秀组织奖等进行了隆重的表彰和颁奖。

3. "十月怀胎·爸爸戒烟"孕产家庭戒烟公益活动

"十月怀胎·爸爸戒烟"上海市孕产家庭戒烟公益活动作为健康上海行动的首批40个项目之一,旨在通过选取人生重要时间节点,结合人文关怀和方法、家庭成员共同参与完成从结婚到孕育和分娩、戒烟等人生中的大事件。促动孕产家庭的吸烟成员,包括爸爸、爷爷、外公等,加入戒烟健康行动,共建无烟健康家庭,保护公众(孕产妇、胎儿婴幼儿)健康,免受烟草烟雾危害,实现健康上海行动目标。

活动基于现有的全市妇幼、社区基层卫生网络和卫生技术专业人员,通过孕产期保健服务和健康管理中的建小卡、建大卡的关键节点(试点成熟后可以拓展到婚姻登记节点),通过简短戒烟干预,动员孕产家庭中的吸烟者(爸爸、外公、爷爷或是孕妇本人)戒烟,并提供全流程、个性化、便捷、科学的闭环戒烟指导、支持和跟踪随访,通过信息化平台和大数据技术,建立、健全、联通全市戒烟服务网络资源(戒烟门诊、戒烟热线、社区支持、新媒体戒烟等),提升戒烟服务资源的效率和成果产出。

(龚正阳,承语芝)

第五节

戒 烟 热 线

一、戒烟热线的作用

世界卫生组织在2017年发布的《全球烟草流行报告》中指出,热线戒烟干预措施不仅有效,而且与其他卫生保健服务提供的干预措施相比,成功率更高。据统计,通过戒烟热线提供建议和咨询,戒烟率可提高约4%。如果咨询师在初次联系吸烟者后持续跟进随访,则更有可能帮助其戒烟。世界卫生组织建议,一种提高戒烟可及性的方法是使用移动技术提供个性化的戒烟服务。短信是提供支持的一种高效、经济的方式，特别是与其他戒烟服务（如免费戒烟热线）结合使用时，效果更佳。

热线戒烟服务是欧美国家的通用做法。美国 52 个州、加拿大 9 个省和欧洲 22 个国家的戒烟热线一直在提供不间断的戒烟服务。除了欧美国家，亚洲多国也相继启动了热线戒烟服务。印度自 2016 年启动国家双语移动戒烟服务计划以来，已有 200 多万烟草使用用户注册。在该方案第一年结束时，对 12 000 余名注册用户进行抽样评估显示，用户注册 6 个月后的平均戒烟率约为 7％。2006 年，韩国启动了全国免费戒烟热线，以加强和支持全国戒烟行动。工作日期间该戒烟热线服务 13 小时，周末服务 9 小时，为注册用户提供为期一年的免费咨询服务。数据显示，2017 年至 2018 年期间，接受至少一次电话咨询的 17 552 名韩国烟民中，有 3 368 人（19％）在开始戒烟后 6 个月内没有吸烟。

二、上海市 12320 戒烟热线

上海市 12320 戒烟热线是依托上海市卫生健康热线开展戒烟服务的，是政府提供的专业进行戒烟干预服务且具有戒烟门诊转介功能的服务热线，是全国开通最早且维持时间最长的戒烟热线。2013 年以来，上海市卫生热线承担了中国疾病预防控制中心与全国 12320 管理中心委托的中美烟草使用调查项目、戒烟热线建设试点项目和短信戒烟试点等项目。

1. 专业人员和技术支持

"12320，戒烟我帮您"，12320 上海市戒烟热线配备专门的戒烟坐席和专家，戒烟坐席咨询员均经过上海市戒烟服务规范化培训并取得证书。咨询员中有两名国家/上海二级心理咨询师、一名心理治疗师、两名在读心理咨询师。近年来，先后为上海市公务人员戒烟大赛、医务人员戒烟大赛提供戒烟支持服务，已完成了对 450 名来电者的标准化戒烟干预服务，具有丰富的戒烟干预经验。复旦大学郑频频教授团队、第二军医大学董薇博士团队等科研团队也定期对戒烟热线开展指导。此外，复旦大学附属中山医院、上海交通大学医学院附属瑞金医院、同济大学附属肺科医院等全市 60 余所医院的呼吸科专家为戒烟热线提供技术支持。

2. 戒烟热线服务流程

对于想要戒烟的烟民和想帮助烟民戒烟的家属或好友，只要拨打电话 12320，就可以获得您想了解的各类信息。戒烟热线既能为戒烟者提供门诊、药物等信息的咨询服务,也能直接开展戒烟干预服务。对于每一位来电者,热线将根据本人的个体情况,综合评估后给予一对一的个性化指导和帮助,热线也将根据来电者的意愿进行跟踪随访,直到成功戒烟。

对于有意戒烟的来电者,12320 戒烟热线的戒烟坐席咨询员将会详细询问来电者的吸烟年龄、吸烟量、戒烟意愿等信息,并按照规范化的戒烟干预评估表,对来电者进行评估,根据来电者的意愿和评估情况,对来电者提供以下几种干预方案供其选择。

(1)推荐就近的戒烟门诊,并提供门诊地址、开诊时间等信息。

(2)对于需要通过药物辅助治疗的来电者,告知其药物获取渠道、药物使用的注意事项等信息。

(3)直接通过电话或短信的方式进行戒烟干预,包括:

电话干预:在 1 个月的干预期内进行 5 次电话干预,同时进行 6 个月的追踪随访,解答来电者在戒烟过程中的困惑,增强来电者的戒烟意愿,追踪来电者戒烟全过程。

短信干预:在 49 天的短信干预周期内,发送 120 条戒烟干预短信,内容包括知识性短信息、提示性短信息、互动性短信息等,增强来电者的戒烟意愿,提供必要的技术指导服务,并根据来电者戒烟进展情况,随时提供电话和短信的指导服务。

电话+短信综合干预:根据来电者个人需求和情况,可以在电话干预的同时发送必要的提示短信,进一步提高来电者戒烟的动力和技巧。

除了上述直接戒烟干预和戒烟门诊、戒烟药物推荐咨询外,12320 戒烟热线还能提供以下辅助性服务。

(1)为来电者提供烟草烟雾危害的知识,吸烟相关疾病的知识咨询服务。

(2)为来电者提供戒烟门诊就诊、戒烟药物服用过程中相关问题的咨询和指导服务。

(3)为戒烟者家属和同伴提供相关知识和技能,从而通过家属和同伴鼓励支持的方式增强吸烟者的戒烟意愿。

(4)对戒烟门诊患者进行门诊后的跟踪随访,并将其纳入电话和短信戒烟干预对象,增强戒烟门诊就诊者的戒烟成功率。

3. 具体应用

医务人员在就诊中如有发现患者吸烟需要戒烟干预的情况,可以选择推荐其拨打上海市 12320 戒烟热线，使其获得全方位的戒烟干预服务；医务人员如果需要了解戒烟门诊信息、戒烟药物信息，也可以直接拨打 12320 戒烟热线获得相关支持。

（杨建军）

第六节

控烟相关资源

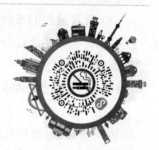

控烟相关网站资源及微信平台可参见表 5-1、表 5-2。

扫码查看更多资源

表 5-1 控烟相关网站资源

网站名称	网址
中华人民共和国国家卫生健康委员会-疾病预防控制局-健康中国行动-控烟行动	http://www.nhc.gov.cn/guihuaxxs/kyxd/jkzgxlist.shtml
中国疾病预防控制中心：控烟办公室	https://www.chinacdc.cn/jgxx/zzjgt/zxzncs/201103/t20110302_27396.html
中国疾病预防控制中心：健康主题-烟草控制	http://www.chinacdc.cn/jkzt/sthd_3844/
中国健康教育中心：中国健康教育网-健康知识-健康素养-控烟	https://www.nihe.org.cn/portal/jkzs/jksh/A090303index_1.
中国控制吸烟协会	http://www.catcprc.org.cn/
新探健康发展研究中心：烟草控制资源中心	http://www.tcrc.org.cn/
新探健康发展研究中心-烟草控制	http://www.healthtt.org.cn
北京市控制吸烟协会	http://www.bjtca.org.cn/

（续表）

网站名称	网 址
深圳市控制吸烟协会	http://www.smokefreesz.org/
中国香港特别行政区政府-卫生署控烟酒办公室	https://www.dh.gov.hk/chs/main/main_taco/main_taco.html
香港吸烟与健康委员会	https://www.smokefree.hk/?lang=sc
中国澳门特别行政区政府卫生局-预防及控制吸烟办公室	https://www.ssm.gov.mo/portal/
中国澳门特别行政区政府卫生局-烟草控制资讯网	https://www.ssm.gov.mo/apps1/smokefree/ch.aspx#clg3504
董氏基金会-华文戒烟网	https://www.e-quit.org/
世界卫生组织：健康主题-烟草	https://www.who.int/health-topics/tobacco#tab=tab_1
CDC：Smoking & Tobacco Use	https://www.cdc.gov/tobacco/
GOV.UK：Tobacco and smoking：policy，regulation and guidance	https://www.gov.uk/government/collections/tobacco-and-smoking-policy-regulation-and-guidance
Health Sciences Authority：Tobacco regulation	https://www.hsa.gov.sg/tobacco-regulation/
Ministry of Health Singapore Health Hub	https://www.healthhub.sg/search?k=tobacco
Health Canada-Tobacco	https://www.canada.ca/en/health-canada/services/health-concerns/tobacco.html
Tobacco labelling resource center	https://tobaccolabels.ca/
Tobacco Atlas	https://tobaccoatlas.org/
Public health law center-Commercial Tobacco Control	https://www.publichealthlawcenter.org/topics/commercial-tobacco-control
Emory University Global Health Institute-China Tobacco Control Partnership	http://www.ghi-ctp.emory.edu/index.html

（续表）

网站名称	网　址
BMJ Journals-Tobacco Control	https://tobaccocontrol. bmj. com/
Framework Convention Alliance	https://www. fctc. org/
The Union-Tobacco Control	https://theunion. org/our-work/tobacco-control
Campaign for Tobacco-Free Kids	https://www. tobaccofreekids. org/
National Institute on Drug Abuse-Tobacco	https://www. drugabuse. gov/category/drugs-abuse/tobacco

表5-2　控烟相关微信平台

微信公众号	账号主体
无烟中国	中国控制吸烟协会
控烟新探索	新探健康发展研究中心
青少年控烟	中国控制吸烟协会
无烟北京	北京市控制吸烟协会
无烟上海	上海市控制吸烟协会
天津控烟	天津市疾病预防控制中心
云南控烟 YN	云南省人口和卫生健康宣传教育中心
无烟深圳	深圳市控制吸烟协会
兰州市控烟办	兰州市疾病预防控制中心

（谢臣晨，殷竹琰，承语芝）

【参考文献】

［1］世界卫生组织. 烟草控制框架公约（中文版）［R/OL］. 日内瓦：2003 ［2021 - 03 - 01］http://www. who. int/fctc/guidelines/zh/,2003 - 5.

［2］世界卫生组织. 日内瓦：2003 ［2021 - 03 - 01］. https://www. who. int/fctc/secretariat/zh/

［3］李新华.《烟草控制框架公约》与 MPOWER 控烟综合战略［J］. 中国健康教育,2008,24

(9)：649－656.

[4] 杨功焕.国际烟草控制框架公约与国内政策的差距分析[J].中国卫生政策研究,2009,2(3)：1－9.

[5] 杨焱,姜垣,南奕.对世界卫生组织《烟草控制框架公约》的解析[J].中国健康教育,2005,21(9)：715－716.

[6] 李云霞,姜垣.国外公共场所禁止吸烟立法进展综述[J].中国健康教育,2007,23(4)：317－319.

[7] 黄金荣.世界无烟立法的现状与趋势[J].环球法律评论,2012,1：39－53.

[8] 陈璐,刘朝杰,王雅杰.MPOWER综合战略与澳大利亚控烟策略对我国控烟工作的借鉴意义[J].中国全科医学,2011,14(108)：3305－3307.

[9] 黄金荣.世界无烟立法的现状与趋势[J].环球法律评论,2012(1)：39－53.

[10] 王青斌.公共治理背景下的行政执法权配置——以控烟执法为例[J].当代法学,2014,28(4)：29－36.

[11] 朱梓嫣,郑频频.国内外公共场所控烟执法状况分析[J].中国健康教育,2015,31(10)：964－968.

[12] 刘宇.国内外公共场所禁止吸烟立法分析[J].江苏预防医学,2015,26(1)：11－114.

[13] 吴楠.对我国控烟立法的反思与重构[D].西南交通大学,2010.

[14] 杨杰.控烟的多部门合作理论和实践[C]//中国控制吸烟协会、台湾财团法人董氏基金会、香港吸烟与健康委员会、澳门戒烟保健会.第六届两岸四地烟害防制交流研讨会论文集.中国控制吸烟协会、台湾财团法人董氏基金会、香港吸烟与健康委员会、澳门戒烟保健会：中国控制吸烟协会,2012：5.

[15] 林瑶.我国推行公共场所禁烟的现状及有效性提升研究[D].复旦大学,2012.

[16] 肖永刚.基于史密斯模型的武清区控烟政策执行研究[D].天津大学,2017.

[17] U. S. Department of Health and Human Services. How Tobacco Smoke Causes Disease：The Biology and Behavioral Basis for Smoking-Attributable Disease：A Report of the Surgeon General. Atlanta, GA：U. S. Department of Health and Human Services, Centers for Disease Control and Prevention, National Center for Chronic Disease Prevention and Health Promotion, Office on Smoking and Health, 2010.

[18] 中华人民共和国卫生部.中国吸烟危害健康报告[M].北京：人民卫生出版社,2012.

[19] World Health Organization Western Pacific Region and University of Waterloo, ITC Project. Smoke-free policies in China：evidence of effectiveness and implications for action. Manila：World Health Organization Regional Office for the Western Pacific, 2015.

[20] Tripathy JP. Smoke-free workplaces are associated with smoke-free homes in India：evidence for action. Environ Sci Pollut Res Int. 2020,27(33)：41405－41414.

[21] Organization WH. WHO Framework Convention on Tobacco Control [J]. Rev Esp Salud Publica, 2003,361(9357)：475－505.

[22] 张小乐.2019年中国控烟履约进展报告[R/OL].济南：2020. https://epaper. eastobacco.com/html5/2020－05/26/content_3_1. htm? visible＝false

[23] 中国疾病预防控制中心控烟办公室.创建全面无烟环境指南[M].北京：军医科学出版社,2014.

[24] 健康中国行动控烟行动工作组,中国疾病预防控制中心.无烟党政机关创建指南(2020年版)[M].北京：中国疾病预防控制中心控烟办公室,2020.

[25] 苟建军,赵菁,丁荣晶.吸烟与控烟[M].郑州：河南科学技术出版社,2017：178-180.

[26] 费曼(CARL I. FERTMAN),艾伦斯沃思(DIANE D. ALLENSWORTH).健康促进项目——从理论到实践[M].顾沈兵,译.上海：第二军医大学出版社,12：179-180.

[27] 郭瑞兰,景凤霞.试析大众传播媒介与控烟[J].中华医药学杂志,2003,2(8)：103-104.

[28] 赵淑英.健康教育与健康促进学(21世纪课程教材)[M].世界图书出版西安公司,2005.

[29] 姜垣,杨焱,冯国泽,等.戒烟门诊操作指南[M].北京：人民卫生出版社,2014.

[30] 孙建国,任学锋.全国健康教育与健康促进典型案例集锦[M].北京：人民卫生出版社,2018.

[31] 陈德,续琨,龚正阳,等.上海市公务人员戒烟大赛一年期干预效果研究[J].上海预防医学,2020,32(2)：29-34.

[32] "十月怀胎·爸爸戒烟"上海市孕产家庭戒烟公益项目启动——戒烟,准爸爸在行动![R/OL].上海：2020[2021-03-01]http://www.sh.chinanews.com/yljk/2020-01-02/69205.shtml

[33] 世界卫生组织.2017年全球烟草流行报告[R/OL].2017[2021-03-15].https://www.who.int/tobacco/global_report/2017/executive-summary/zh/.

[34] 世界卫生组织.2019年全球烟草流行报告[R/OL].2019[2021-03-15].https://apps.who.int/iris/bitstream/handle/10665/325968/WHO-NMH-PND-2019.5-chi.pdf?ua=1.

附录

戒烟常用量表

附表 1　法氏尼古丁依赖评估量表（Fagerström test for nicotine dependence，FTND）

问　　题	选项（分值）
通常在起床后多长时间吸第一支烟？	1. □ 5 分钟内　（3） 2. □ 6 至 30 分钟内　（2） 3. □ 31 至 60 分钟内　（1） 4. □ 60 分钟后　（0）
在不准吸烟的场所是否感到受限制？	1. □ 是（1） 2. □ 否（0）
您认为哪一支烟最不愿意放弃？	1. □ 早上第一支（1） 2. □ 其他（0）
您每天吸多少支烟？	1. □ 31 支或更多　（3） 2. □ 21—30 支　（2） 3. □ 11—20 支　（1） 4. □ 10 支或以下　（0）

(续表)

问　题	选项(分值)
早晨醒来后第 1 个小时是否比其他时间吸烟多？	1. □ 是(1) 2. □ 否(0)
卧病在床是否仍旧吸烟？	1. □ 是(1) 2. □ 否(0)
总　分	

注：0～3 分，轻度依赖；4～6 分，中度依赖；7～10 分，重度依赖。

附表 2　明尼苏达尼古丁戒断量表（minnesota nicotine withdrawal scale, MNWS）

项　目	0	1	2	3	4
抽烟的冲动					
情绪低落					
易激怒、受挫感，或生气					
焦虑					
难以集中注意力					
坐立不安					
食欲增加					
入睡困难					
睡眠易醒					

注：以上各项为吸烟者对过去一天的感受，以 0～4 分的分值计分。从"完全没有"为 0 分到"非常严重"为 4 分。

附表 3　吸烟渴求简短问卷（the questionnaire on smoking urges-brief, QSU-Brief）

项　目	1	2	3	4	5	6	7
我现在想抽烟							
现在有支烟抽是再好不过的了							

（续表）

项　目	1	2	3	4	5	6	7
如果可能，我现在就会抽烟							
如果我现在能抽烟，我就能更好地处理事情							
我现在想要的只有抽烟							
我有想抽支烟的冲动							
现在抽支烟味道会很香							
为了能现在抽支烟，我几乎愿意做任何事							
抽烟能让我情绪不那么低落							
我要尽快抽支烟							

注：各问题分别以1~7分的分值计分。从"完全同意"为1分到"完全不同意"为7分。

附录二

世界卫生组织戒烟能力培训资料

1.《加强初级医疗机构烟草依赖治疗体系》

参见网址：https://www.who.int/tobacco/publications/building_capacity/training_package/treatingtobaccodependence/en/

2.《初级医疗机构实践5A和5R戒烟干预技巧的工具包》

参见网址：https://www.who.int/tobacco/publications/smoking_cessation/9789241506953/en/

附录三

《美国胸科学会临床指南之烟草依赖的初始药物治疗》
Initiating Pharmacologic Treatment in
Tobacco-Dependent Adults. An Official
American Thoracic Society Clinical Practice Guideline

参见网址：https://www. atsjournals. org/doi/full/10. 1164/rccm. 202005 - 1982ST

展望

　　烟草行业对经济的巨大贡献是控烟最大的障碍,但与控烟的博弈已经分出胜负,烟草的害远大于利。从长期来说,由烟草引起的相关疾病造成的社会负担,远远大于眼前经济利益。包括电子烟在内的烟草制品,对人类的健康危害已得到当今社会的广泛共识。烟草依赖症及烟草引起的疾病是可防可治的,欧美控烟带来的成果已给我们树立了信心。改变生活习惯上对烟草的认识是控烟的关键,多种方式的联合运用是控烟的有效途径,动员一切可动员的力量,从娃娃抓起,是根治烟草的重要环节。随着控烟的全面推进,广大人民素养提高,良好生活习惯建立,最终将没有烟草的市场。

　　上海市医学会呼吸病学专科分会烟草病学组和上海市健康促进中心联合举办的戒烟服务规范化培训将继续培养更多的控烟专家、控烟明星、控烟勇士,彻底埋葬烟草的危害。

　　烟草走向衰亡是人类的必然选择。

上海市医学会呼吸病学专科分会烟草病学组组长
上海中医药大学附属普陀医院呼吸科主任
2021 年 5 月